Kliniktaschenbücher

W0246550

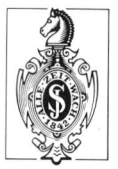

J. Rosenthal

Bluthochdruck

Mit 13 Abbildungen und 18 Tabellen

Springer-Verlag
Berlin Heidelberg New York Tokyo 1984

Prof. Dr. med. Julian Rosenthal

Universität Ulm, Department Innere Medizin
Steinhövelstraße 9, 7900 Ulm

ISBN 3-540-10531-X Springer-Verlag Berlin Heidelberg New York Tokyo
ISBN 0-387-10531-X Springer-Verlag New York Heidelberg Berlin Tokyo

CIP-Kurztitelaufnahme der Deutschen Bibliothek
Rosenthal, Julian: Bluthochdruck/J. Rosenthal. – Berlin; Heidelberg; New York;
Tokyo: Springer, 1984.
(Kliniktaschenbücher)
ISBN 3-540-10531-X (Berlin . . .)
ISBN 0-387-10531-X (New York . . .)

Satz und Druck: Appl, Wemding, Bindearbeiten: aprinta, Wemding
2127/3140-543210

Vorwort

Das Wissen um die Gefahren des persistierenden und über längere Zeit nicht ausreichend behandelten hohen Blutdrucks ist medizinisches Allgemeingut. So ist heute der um die Gesundheit und das Wohlergehen seiner Patienten besorgte Arzt bemüht, den Hochdruck – in der Mehrzahl der Fälle handelt es sich um einen sogenannten primären, essentiellen Hochdruck – durch möglichst nebenwirkungsarme nicht-pharmakologische oder pharmakologische Intervention zu beherrschen. Die Motivation zur konsequenten Behandlung ergibt sich aus der Erkenntnis der verheerenden Folgekrankheiten eines dauernd erhöhten Blutdrucks, die sich am Herzmuskel und den Herzkranzgefäßen, am Gehirn und an den Nieren manifestieren können.

Die Auseinandersetzung mit den Fragen des hohen Blutdrucks, der die Resultante einer Anzahl von fehlgesteuerten Regulationsmechanismen ist, gewinnt an Bedeutung vor dem Hintergrund pathomorphologischer und -physiologischer Zusammenhänge. Mit zunehmendem Wissen und Verständnis um diese Zusammenhänge wird auch die Bereitschaft des behandelnden Arztes steigen, nicht nur den Blutdruck selbst zu senken, sondern auch zahlreiche andere Faktoren zu berücksichtigen. Gemeint sind hier besonders Risikofaktoren, die zur Entwicklung der Atherosklerose beitragen und mit erhöhtem Blutdruck einhergehen, sowie ihre Beeinflussung im positiven wie im negativen Sinn durch Intervention.

Der vorliegende Band versteht sich als einführender Text in die Problematik des Hochdrucks. Er ist gleichermaßen gedacht für die Studenten wie für den in der freien Praxis und in der Klinik tätigen Arzt mit dem Ziel, in die komplexen Aspekte des hohen Blutdrucks einzuführen. Das Werk ist nicht im Sinne eines „Kochbuches" gedacht,

vielmehr wäre sein Ziel erreicht, gelänge es, zum vertiefenden Nach-
lesen anzuregen.

Herrn Dr. Wieczorek vom Springer-Verlag möchte ich an dieser Stelle herzlich danken, daß er die Herausgabe dieses Buches gefördert
und so überaus geduldig alle Wünsche bei der Drucklegung berücksichtigt hat. Besonderer Dank gilt auch meiner Frau, Dr. phil. Regine
Rosenthal, die mit großer Sorgfalt und Gewissenhaftigkeit die zeitraubenden Korrekturarbeiten auf sich genommen hat.

Ulm, im Frühjahr 1984   Julian Rosenthal

Inhaltsverzeichnis

1 Zur Physiologie und Biochemie des normalen und erhöhten Blutdrucks

1.1 Vorbemerkungen

Zur Funktion des Kreislaufs gehört es, die Konstanz des sogenannten ‚Milieu interieur‘, d. h. die Zusammensetzung des extrazellulären Flüssigkeitsvolumens, von dem die zelluläre Funktion abhängt, aufrechtzuerhalten. Das bedeutet, daß eine bestimmte Menge von Blut unter einem entsprechenden Druck zu jedem Organ abhängig von dessen Bedürfnissen transportiert werden muß. Dort werden Sauerstoff, Kohlendioxyd, Glukose, Natrium, Kalium und andere Substanzen zum Teil durch Filtration, zum Teil auch durch Diffusion im Bereich der Endokapillaren ausgetauscht.

Der Abfall des Drucks zwischen Arterien und Venen erfolgt kontinuierlich, wobei der Kapillardruck in etwa dem kolloid-osmotischen Druck des Blutes entspricht. Der Kapillardruck ist infolgedessen von besonderer Bedeutung zur Aufrechterhaltung der physiologischen Homöostase. Der arterielle Druck hat dagegen keine vergleichbare Bedeutung und ist möglicherweise deshalb solch starken Schwankungen unterworfen. Die Höhe des arteriellen Drucks ist abhängig von zahlreichen Faktoren, wie z. B. zirkadianer Rhythmus, Umgebungsfaktoren, Schlaf- und Wachrhythmus. Das Herzschlagvolumen des linken Ventrikels wird von der Aorta und ihren Verzweigungen aufgenommen, welche sich ausdehnen, um es zu verarbeiten. Der Druck, der die Aorta erweitert, ist die Differenz zwischen systolischem und diastolischem Druck und wird Pulsdruck genannt. Aufgrund des Kurvenverlaufs ist der mittlere Druck immer dem diastolischen Druck näher als dem systolischen. Infolgedessen ist der diastolische Druck sowohl unter theoretischen als auch empirischen

Gesichtspunkten ein besserer Indikator für die Höhe des mittleren Drucks als vergleichsweise der systolische Druck. Der Pulsdruck tendiert bei einer Zunahme des Herzschlagvolumens oder bei einer Abnahme der Dehnbarkeit der Aorta zu höheren Werten (von Bedeutung bei der systolischen Hypertonie).

Bei Patienten, die lediglich einen Anstieg des systolischen Drucks aufweisen, spricht man von systolischer Hypertonie. Wenn systolischer und diastolischer Druck erhöht sind, spricht man von einem erhöhten mittleren Druck; diese Form ist wahrscheinlich von größerer Bedeutung als die vorhergenannte.

1.2 Druckdeterminanten und Regulation des arteriellen Drucks

Bluthochdruck heißt per definitionem, daß Blut mit einem Druck durch die Arterien zirkuliert, der höher ist als normal. Der Druck in den Arterien wird durch eine Anzahl von Faktoren determiniert. Am Anfang steht die Kontraktion des Herzens selbst, durch deren Kraft das Blut durch den Körper zirkulieren kann. Bei jeder Kontraktion des Herzens werden etwa 60–90 ml Blut in das arterielle System hineingepumpt, was zu einem plötzlichen Anstieg des Drucks führt. Dieser sogenannte Pulsdruck wird bei der Blutdruckmessung durch den Arzt, bei der Bestimmung des Pulses oder der Herzfrequenz ständig wahrgenommen. Da zwei sehr deutliche Unterschiede bei jeder Herzkontraktion auftreten – Kontraktion (Systole) und Relaxation (Diastole) – ergeben sich zwei Aspekte des Pulsdrucks. Der systolische Druck ist die Höhe, bis zu welcher der Druck bei jeder Herzkontraktion ansteigt; der diastolische Druck ist die Höhe, bis zu welcher er bei einer Relaxation des Herzmuskels abfällt. Der systolische Druck wird determiniert durch die Menge an Blut, welche das Herz bei jedem Schlag auswirft, durch die Geschwindigkeit, mit der der Herzmuskel sich kontrahiert und durch die Elastizität der herznah gelegenen großen Gefäße, insbesondere der Aorta, die die durch die Herzkontraktion freiwerdende Energie unmittelbar auffängt. Der diastolische Druck andererseits wird bestimmt durch den Widerstand gegenüber der Flußrate des Blutes in den Arterien bis hinein in die Kapillaren, wo der Austausch von Stoffwechselprodukten stattfindet. Der Widerstand wird durch die kleinsten Gefäße im arteriellen System entscheidend bestimmt: Es sind die Arteriolen, die den Blutfluß und den Druck von den Arterien bis hin zu den Kapillaren kontrollieren.

Bei jeder Kontraktion des Herzens wird das arterielle System plötzlich aufgefüllt, und zwischen den einzelnen Schlägen entleert es sich in einem komplizierten Prozeß, wobei Blut durch Millionen kleinster Arteriolen fließt. Je enger die Arteriolen werden, desto mehr nimmt der Widerstand gegenüber den Flußraten in den Kapillaren zu und desto stärker steigt der Druck in den Arterien an. Dieser Mechanismus wird bei den meisten Fällen von Hochdruck beobachtet; der diastolische arterielle Druck wächst im gleichen Maße wie der Widerstand gegenüber den Flußraten aus den Arterien und in dem Ausmaß wie der diastolische Blutdruck ansteigt, wird auch der systolische Blutdruck ansteigen, um die Zirkulation des Blutes aufrechtzuerhalten.

Ein systolischer Hochdruck tritt in den späteren Lebensjahrzehnten oft alleine auf. Die Arterien verlieren einen Teil ihrer Elastizität, werden im Laufe der Jahre steifer, und da die Aorta eine der Hauptdeterminanten für die Höhe des systolischen Drucks darstellt, resultiert der Verlust an Flexibilität in einer Zunahme des Drucks. In jüngerem Lebensalter ist die elastische Aorta eher in der Lage, einen Teil der Energie, die durch die kardiale Kontraktion frei wird, durch entsprechende Ausdehnung und Dämpfung (sogenannte Windkesselfunktion) zu absorbieren. Bei Relaxation des Herzmuskels entspannt sich die Aorta ebenfalls und setzt so die absorbierte Energie frei. Die freigewordene Energie wird in Druck umgewandelt, der das Blut in den Kapillaren weitertreibt. Ein weiterer Faktor, der zur systolischen Hypertonie führt, ist bei älteren Patienten das Vorhandensein einer Arteriosklerose, die zur Rigidität der Arterien beiträgt. Bei Kontraktion des Herzens kann die rigide Aorta den Druck nicht auffangen und der systolische Druck wird erhöht.

Im allgemeinen ist es möglich, die Gefäße in eine Reihe von Segmenten in Abhängigkeit von ihrer Funktion zu unterteilen:

1. Windkesselgefäße – die Aorta und ihre größeren Verzweigungen. Sie wandeln das aufgenommene Blutvolumen in einen fast gleichmäßigen Strom um.

2. Widerstandsgefäße – hauptsächlich kleine Arterien, Arteriolen und bis zu einem gewissen Umfang auch Kapillaren und kleinste Venolen.
3. Austauschgefäße – Kapillaren.
4. Sphinktergefäße. Sie sind auf die Segmente der präkapillaren Arteriolen beschränkt und können durch Kontraktion die distal gelegenen Kapillaren ausschalten.
5. Kapazitätsgefäße – hauptsächlich Venen. Ihr sich verändernder Durchmesser hat nur eine geringe Wirkung auf den peripheren Gefäßwiderstand, aber einen starken Effekt auf das Füllungsvolumen des Herzens und infolgedessen auch auf das Herzminutenvolumen.

Die Widerstands-und Kapazitätsgefäße können sehr unterschiedlich reagieren. So ist Adrenalin in der Lage, die Widerstandsgefäße zu erweitern, und die Kapazitätsgefäße zu kontrahieren, während Nor-Adrenalin bei beiden, insbesondere jedoch bei den Kapazitätsgefäßen, eine Konstriktion hervorruft.

Das Herzminutenvolumen und der periphere Gefäßwiderstand (TPR) werden nach Frank-Starling folgendermaßen berechnet:

$$\text{TPR} \ (\text{dyn} \cdot \text{cm}^{-5} \cdot \text{sec}) = \frac{\text{mittl. art. Blutdruck (mm Hg)} \times 1330}{\text{Schlagvolumen (ml/sec)}}$$

Bei den meisten Formen eines ständig erhöhten Blutdrucks ist die Herzauswurfleistung normal. Der erhöhte Druck ist nicht Folge eines vergrößerten Herzminutenvolumens, sondern einer Zunahme des peripheren Gefäßwiderstandes.

Die Flußrate einer Flüssigkeit in einem starren Rohr, bei der die Viskosität und innere Reibung von Bedeutung sind (nach Newton), wird nach der Gleichung von Poiseuille bestimmt:

$$\text{Flußrate/sec} = \frac{(P_1 - P_2)\pi r^4}{8\eta l}$$

P_1, P_2: Druckwerte an den 2 Enden des Rohrs
r: Radius
η: Viskosität
l: Länge des Rohrs

Die Poiseuille-Gleichung kann nicht uneingeschränkt auf das Blut angewendet werden, weil das Blut keine ‚Newton-Flüssigkeit' ist bzw. weil die Blutgefäße elastisch sind und keine starren Rohre darstellen. Trotzdem hat sich diese Gleichung unter Berücksichtigung der genannten Einschränkungen als nützlich erwiesen. In Fällen von einem Dauerhochdruck beim Menschen ist die Viskosität des Blutes (die hauptsächlich von der Anzahl der Erythrozyten/mm³ abhängt) nicht abnorm verändert. Der vermehrte Gefäßwiderstand ist wohl in der Hauptsache auf einen verminderten Durchmesser der Widerstandsgefäße zurückzuführen. Arterien von vergleichbarem Kaliber wie die Widerstandsgefäße sind am Augenhintergrund sichtbar. Bei Dauerhochdruck ist ihre Länge nicht vergrößert, aber ihr Durchmesser als Folge einer Vasokonstriktion vermindert. Infolgedessen kann davon ausgegangen werden, daß bei einer Zunahme des Drucks an einer Stelle, wo zuvor der Blutdruck abgefallen war, eine Vasokonstriktion der Gefäße stattfindet.

1.2.1 Barorezeptorreflexe

Unterhalb der Adventitia im erweiterten Gebiet der Arteria carotis interna (Karotissinus) und im Bereich des Aortenbogens finden sich Baro- oder Dehnungsrezeptoren, die den Druckveränderungen reflektorisch entgegenwirken. Eine Zunahme des Drucks führt zu einer gesteigerten Frequenz von Impulsen, die zur Formatio reticularis im Gehirn gelangen und reflektorisch die Herzfrequenz vermindern sowie die peripheren Gefäße dilatieren mit der Tendenz, den ursprünglichen Blutdruck wiederherzustellen. Umgekehrt führt eine Abnahme des Blutdrucks reflektorisch zu einer Herzfrequenzsteigerung und einer Konstriktion der peripheren Gefäße.
Diese Reflexe sind entscheidend für den Blutdruckabfall bei Hämorrhagie, beim Wechsel von der Waagrechten zur Senkrechten und nach Gabe von Vasodilatoren. Sie werden auch aktiviert, um dem durch vasokonstriktorische Medikamente induzierten Blutdruckanstieg entgegenzuwirken.

Eine Reihe von tierexperimentellen Ergebnissen haben gezeigt, daß die Barorezeptorenreflexe sich bei chronischem Hochdruck auf ein neues, höheres Niveau einstellen. Ihre Empfindlichkeit kann quantitativ in Koordinatensystemen erfaßt werden, in denen Pulsintervalle gegen systolischen Druck bei hypertonen Zuständen (induziert durch intravenöse Gaben von Angiotensin) aufgetragen werden. Die Empfindlichkeit zeigt sich in der Zunahme der Pulsintervalle in Sekunden pro mm Hg Anstieg des Blutdrucks. Mit wachsendem Lebensalter wird die Beziehung zwischen Empfindlichkeit des Reflexes und arteriellem Druck invers. Eine mögliche Erklärung dafür wäre, daß im Laufe des Lebens bei steigendem arteriellem Druck die Rigidität der Arterien zunimmt, womit wiederum ein größerer Druck benötigt wird, um eine bestimmte Reaktion beim Dehnungsrezeptor hervorzurufen. Obwohl es noch eine Reihe von anderen Dehnungsrezeptoren gibt, z. B. im Herz und im Lungenkreislauf, haben sie bei weitem nicht dieselbe Bedeutung bei der Regulation des arteriellen Drucks.

1.2.2 Vasoaktive Substanzen

Es gibt eine große Anzahl von vasoaktiven Substanzen im Organismus. Einige von ihnen sind möglicherweise an der Regulation der Organdurchblutung beteiligt. Davon wiederum spielen Adrenalin und Noradrenalin, die unter dem Oberbegriff Katecholamine zusammengefaßt werden, sowie das Renin-Angiotensin-Aldosteron-System bei der Hypertonie des Menschen eine Rolle.

Adrenalin und Noradrenalin

Noradrenalin ist der Haupttransmitter in den postganglionären adrenergen Nerven und den Hauptnerven des sympathischen Nervensystems. Das normale Nebennierenmark des Menschen enthält hauptsächlich Adrenalin. Die Freisetzung von Noradrenalin und Adrenalin aus der Nebenniere trägt zur Blutdrucksteigerung bei in Fällen von (Cannon-) Abwehrreflexen, bei Aufregung, nach körperlicher Betätigung, bei Asphyxie und nach insulininduzierter Hypoglykämie. Auch beim Phäochromozytom ist die vermehrte Freisetzung dieser Hormone verantwortlich für den erhöhten Druck. Einige, für die Blutdruckregulation wichtige endokrine Parameter (u. a. Katecholamine) sind in Tabelle 1.1 zusammengefaßt.

Renin, Angiotensin und Aldosteron

Renin ist eine renale Pressorsubstanz, die bereits Ende des vergangenen Jahrhunderts aufgrund einer bekannten Assoziation zwischen Nierenerkrankung und Hochdruck gefunden wurde. Es ist ein Protein, das in der Niere in Granula von Zellen gebildet wird, die in den Wänden der afferenten Arteriolen der Glomeruli liegen; diese Zellen sind ein Teil des sogenannten juxtaglomerulären Apparates (Abb. 1.1).

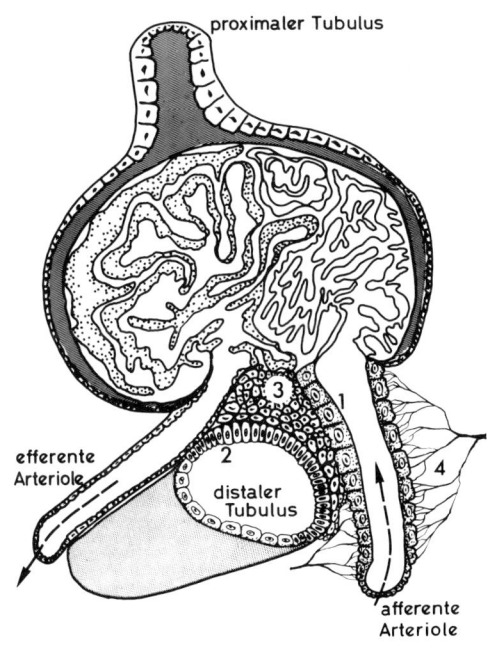

Abb. 1.1. Schematisierte Darstellung des juxtaglomerulären Apparates der Niere: 1) granulierte juxtaglomeruläre Zellen; 2) Macula densa; 3) nicht-granulierte juxtaglomeruläre Zellen (Polkissen; Goormaghtigh-Zellen); 4) adrenerge Nervenendigungen

Renin wurde später als Enzym identifiziert, das im Plasma ein Deka-peptid von einem Alpha-2-Globulin abspaltet. Dieses Dekapeptid – Angiotensin I – wird durch ein im Blut und Gewebe vorhandenes Convertingenzym weiter aufgetrennt zu dem Oktapeptid Angiotensin II, das die aktive Substanz darstellt. Angiotensin II ist Mol pro Mol 40mal potenter als Noradrenalin bei der Erhöhung des arteriellen Drucks im Menschen (Abb. 1.2).

Das Renin-Angiotensin-System hat sämtliche Eigenschaften, die es zum wichtigen Faktor für die Entstehung des renalen oder auch anderer Formen des Hochdrucks beim Menschen machen können. Da Renin in der Wand des afferenten glomerulären Gefäßsystems gebildet wird, ist es möglicherweise als ein vaskuläres Hormon aufzufassen, das durch Stimuli freigesetzt wird, die zu einer Senkung des intravaskulären Drucks im Glomerulum führen. Angiotensin II hat wenig oder gar keine Wirkung auf das Herz. Wird Kaninchen über Wochen bis Monate Renin oder Angiotensin II intravenös infundiert, so steigt der arterielle Blutdruck auf mittlere Höhen an. Trotzdem bleiben die Tiere bei guter Gesundheit. Schwieriger ist es, bei Kaninchen mit Adrenalin, Noradrenalin oder einer Mischung aus beiden durch längere Dauerinfusion in kleineren Dosierungen einen Dauerhochdruck zu erzeugen.

Über die Zona glomerulosa der Nebennierenrinde, die das natrium-retinierende Hormon Aldosteron freisetzt, ist das Renin-Angiotensin-System entscheidend an der Regulation der Natriumausscheidung durch die Nieren beteiligt. Die Sekretion von Aldosteron wird durch einen Anstieg der Plasma-Angiotensin-II-Spiegel stimuliert. Die Macula densa des distalen geschlungenen Tubulusabschnitts weist enge topographische Beziehungen zur afferenten Arteriole auf, in deren Wände die reninhaltigen Zellen sind. Es ist durchaus möglich, daß eine wichtige homöostatische Funktion des Renins in seiner Freisetzung und Regulation des Natriumgehalts im distalen tubulären Harn liegt, wodurch seinerseits die Sekretionsrate von Aldosteron determiniert wird.

Das Renin-Angiotensin-Aldosteron-System spielt eine wichtige Rolle bei der Regulation des Körpernatriums, des Wasserhaushaltes, des arteriellen Drucks und des Kaliumhaushaltes.

Bei einer Abnahme des Blutvolumens, wie z. B. bei Blutverlust, Dehydratation oder Natriumverlust, wird die Sekretion von Renin und

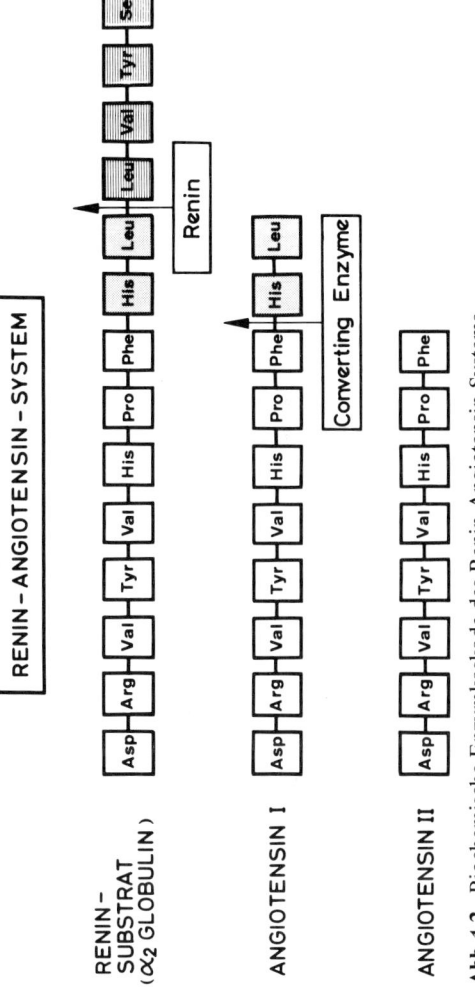

Abb. 1.2. Biochemische Enzymkaskade des Renin-Angiotensin-Systems

Angiotensin gesteigert, was zu einer Stimulation der Aldosteronfreisetzung führt. Damit steigt der arterielle Druck an und Natrium wird konserviert. Sobald die Situation sich normalisiert hat, gehen die Se-

9

kretionsraten von Renin und Aldosteron auf Normwerte zurück. Somit liegt hier ein selbstregulierendes oder kybernetisches System von außerordentlich großer Empfindlichkeit vor. Ein Aspekt dieser inversen Beziehung ergibt sich aus den Werten zwischen Natrium und Renin im Plasma über einen quantitativ weiten Bereich. Eine extreme Störung dieses Gleichgewichts findet sich beim primären Aldosteronismus oder Conn-Syndrom, bei dem eine andauernd hohe autonome Sekretion von Aldosteron auf dem Boden eines Adenoms der Zona glomerulosa der Nebennierenrinde vorliegt. Natrium wird retiniert und Kalium geht in einem Ausmaß verloren, daß es zur Muskelschwäche kommen kann. Die Aldosteronsekretion ist durch Natriumbelastung im Rahmen diagnostischer Maßnahmen nicht supprimierbar. Die Reninfreisetzung sistiert und die verminderten Reninkonzentrationen können durch Natriumverlust (z. B. durch forcierte Natriurese und Diurese nach Gabe eines Diuretikums) nicht stimuliert werden.

Am anderen Extrem dieser Skala ist die maligne Phase des Hochdrucks, in der durch die Anwesenheit von fibrinoiden Nekrosen in den afferenten glomerulären Arterien direkt gegenüber dem juxtaglomerulären Apparat das Plasmarenin extrem erhöht ist. Dies führt zu einer erheblichen Zunahme von Aldosteron und damit zum Zustand eines sekundären Aldosteronismus.

Die Beziehungen zwischen Renin, Angiotensin und Aldosteron beim Menschen sind verflochten; die Tabelle 1.1 faßt eine Reihe möglicher Verhaltensmuster zusammen. Patienten mit essentieller Hypertonie können normale, niedrige oder hohe Reninspiegel haben, wobei die Höhe des Reninspiegels auch einen Einfluß auf die Erscheinungsform des Hochdrucks zu haben scheint. Möglicherweise neigen Patienten mit essentieller Hypertonie und niedrigem Renin weniger häufig zu Schlaganfällen und koronarer Herzerkrankung als diejenigen mit normalen und hohen Reninwerten. Hochdruck-Patienten mit niedrigem Renin haben eher ein erhöhtes Flüssigkeitsvolumen und reagieren besonders gut auf Diuretika (sogenannter Volumenhochdruck), dagegen haben die Patienten mit hohen Reninwerten verminderte extrazelluläre Flüssigkeitsvolumina und reagieren besser auf beta-adrenerge Rezeptorenblocker (sogenannter Vasokonstriktionshochdruck).

Dabei darf nicht vergessen werden, daß sich bei Hypertonikern der

Tabelle 1.1. Endokrine Parameter bei jungen und alten essentiellen Hypertonikern

	Patient unter 40 Jahre	über 60 Jahre
Reninspiegel	niedrig 2% normal 84% erhöht 14%	niedrig 48% normal 50% erhöht 2%
Aldosteronspiegel	normal	normal
Nach forcierter Diurese und Natriurese[a]	Renin und Aldosteron stärker stimulierbar	Renin und Aldosteron weniger stark stimulierbar
Katecholaminspiegel[b]	eher niedrig	eher erhöht

[a] unter Furosemid
[b] Norepinephrin

Blutdruck auf ein höheres Niveau einstellt und daß bei dem Versuch, dieses Niveau durch Einwirken auf eine der beeinflussenden Variablen zu senken, reflektorische Mechanismen die anderen Variablen so modifizieren, daß die ursprüngliche Blutdruckhöhe weitgehendst aufrechterhalten wird. Wenn man versucht, den Blutdruck nur über eine Verminderung der Herzauswurfleistung zu senken, kommt es im Akutversuch zur reflektorischen Aktivierung des sympathischen Nervensystems und des Renin-Angiotensin-Systems. Eine vermehrte Freisetzung der Pressorsubstanzen Norepinephrin und Angiotensin II führt zu einem Anstieg des peripheren Gefäßwiderstands und damit zu wenig Veränderung im Blutdruck. Über längere Zeit würde eine verstärkte Aldosteronproduktion ein vermehrtes Blutvolumen nach sich ziehen, was wiederum den Druck steigern würde. Daher hätte ein Mechanismus dieser Art nur eine leichte oder gar keine antihypertensive Wirkung.

1.3 Messung des Blutdrucks

Der Blutdruck kann entweder direkt oder indirekt gemessen werden. Bei der direkten, internen Methode wird ein Katheter in eine Arterie eingeführt und der Blutdruck über einen Druckwandler gemessen und aufgezeichnet.

Die indirekte Methode ist zwar nicht so genau, hat indessen den Vorteil, daß sie leicht durchzuführen ist und zudem vom Patienten erlernt werden kann. Das hierbei verwendete sogenannte Sphygmomanometer besteht aus einer aufblasbaren Manschette, die um den Oberarm oberhalb des Ellbogens gelegt wird und einer Möglichkeit, die Druckhöhen in mm Hg zu registrieren (SI-Einheiten haben sich nicht durchgesetzt). Mit einem Stethoskop hört man gleichzeitig die charakteristischen, durch die Arterie verursachten Geräusche. Sobald die Manschette fest um den Arm angelegt ist, wird Luft hineingepumpt. Damit wird die Hauptarterie des Arms komprimiert und der Blutfluß schließlich unterbrochen. Während des nun folgenden allmählichen Ablassens der Luft wird mit dem Stethoskop über der Arterie in der Ellenbeuge unterhalb der Manschette nach Geräuschphänomenen abgehört: Das zuerst wahrnehmbare Geräusch entspricht dem systolischen Druck und damit dem höchsten meßbaren Druck innerhalb der Arterie, der diastolische Druck wird gemessen in dem Augenblick, da die Geräuschphänomene aufhören (Korotkoffgeräusche IV/V).

Indirekte Messung

Bei der indirekten Blutdruckmessung gibt es eine Reihe von Bedingungen, die für eine exakte Messung erfüllt sein müssen:

a) Der Patient sollte so bequem und entspannt wie möglich während der Blutdruckmessung sein.

b) Die Blutdruckmanschette sollte 14 cm breit und 50 cm lang sein. Es gibt eine Reihe älterer Fabrikate, die kleiner sind und infolgedessen insbesondere bei dicken Armen eine Fehlerquelle darstellen.

c) Bei Benutzung eines Quecksilbermanometers sollte dieses immer streng aufrecht stehen. Wenn die Quecksilbersäule bei Ablassen des Drucks nicht rasch und regelmäßig abfällt, muß an ein Hindernis in dem zuleitenden Schlauchsystem gedacht werden. Auch ist es wichtig, den Nullwert regelmäßig vor den Messungen zu kontrollieren.

d) Die Manschette sollte etwa in Herzhöhe am Oberarm angelegt werden.

e) Das Ellenbogengelenk sollte bei der Blutdruckmessung gestreckt sein und die Hand in Supinationsstellung. Das Stethoskop wird über der Brachialarterie in der Ellenbeuge angelegt.

f) Die Manschette sollte rasch auf einen Druck von über 250 mm Hg aufgepumpt und dann allmählich der Druck abgelassen werden, bis der erste pulsierende Ton hörbar ist. Dies wird als die Messung des systolischen Blutdrucks angesehen. Bei weiterem Öffnen des Manschettenventils werden die Töne lauter, lassen dann aber rasch nach, um nach einigen weiteren Schlägen völlig zu verschwinden. Theoretisch wird das plötzliche Nachlassen als die Höhe des diastolischen Blutdrucks gewertet (Korotkoffton 4). Es gibt einige Hinweise dafür, daß das völlige Verschwinden der Töne (Korotkoffton 5) der bessere Index für die Höhe des diastolischen Blutdrucks darstellt. Einige Ärzte ziehen es vor, beide Töne anzugeben, da bislang noch keine Einigkeit zu diesem Punkt besteht. Das immer noch weit verbreitete Auf- und Abrunden der gemessenen Werte sollte unterbleiben und nur die tatsächlich gemessenen Blutdruckwerte angegeben werden.

g) Es ist wichtig, immer nach einem Pulsus alternans zu fahnden. Ist er vorhanden, fangen bei nachlassendem Manschettendruck die Schläge mit der halben Pulsrate an. Bei weiter nachlassendem Druck verdoppelt sich die Pulsrate mit einer schwachen, zwischen den stärkeren Schlägen interponierten Schlagfolge. Der Unterschied zwischen 2 Messungen stellt das Ausmaß des Pulsus alternans fest und ist ein sehr wichtiger Hinweis für linksventrikuläres Herzversagen.

NB: Beim Pulsus alternans kommen die schwachen Schläge zeitlich genau zwischen den starken Schlägen. Der Pulsus alternans muß unterschieden werden vom Pulsus bigeminus, bei dem die schwachen Schläge zeitiger erfolgen als genau in der Mitte zwischen den starken Schlägen. Ein Bigeminus kommt z. B. bei Digitalisüberdosierung mit fehlender Tachykardie und bei Vorhofflattern mit Frequenzen von über 120 Schlägen pro Minute vor. Eine komplette Unregelmäßigkeit von starken und schwachen Schlägen ist charakteristisch für Vorhofflimmern oder gehäufte irreguläre Extrasystolen. Ein Elektrokardiogramm ist hier von großer Bedeutung.

h) Die auskultatorische Lücke: Bei manchen Patienten mit hohen Blutdruckwerten findet sich eine Lücke zwischen systolischen und diastolischen Werten, in der kein Geräusch wahrnehmbar ist. Um eine Fehlermöglichkeit dieser Art zu vermeiden, ist es wichtig, die Manschette anfangs auf mindestens 250 mm Hg aufzublasen oder den systolischen Blutdruck durch die ältere Methode der Palpation des Radialispulses festzustellen. Der Druckwert, bei dem der Radialispuls nach Ablassen des Manschettendrucks wieder tastbar wird, entspricht dem systolischen Druck.

Direkte kontinuierliche Blutdruckmessung

Die kontinuierliche Blutdruckmessung ist außer mit invasiven Methoden in der Arteria brachialis, die lediglich klinischen Untersuchungen vorbehalten sind, in zunehmendem Maße auch durch die Verfügbarkeit elektronischer Geräte möglich geworden, die auch telemetrische Beobachtungen zulassen.

1.3.1 Gelegenheitsblutdruck/Basaler Blutdruck

Der Blutdruck, der vom Arzt in seiner Praxis, im Krankenhaus oder am Krankenbett gemessen wird, ist ein Wert, der erheblichen Schwankungen unterliegt.

Einen ganz entscheidenden Faktor stellt die Beziehung zwischen Arzt und Patient dar, d.h. das Ausmaß, in dem die orientierenden oder abwehrenden Reflexe in Gang gesetzt werden oder nicht. Die Beobachtungen von arteriellen Blutdruckwerten bei Patienten, die über viele Wochen von denselben Ärzten im Krankenhaus beobachtet wurden und Plazebopräparate erhielten, ist sehr aufschlußreich: Der arterielle Blutdruck fällt allmählich ab in dem Ausmaß, wie die genannten Reflexe durch die wiederholte Begegnung mit dem Arzt nachlassen.

Bei den meisten Patienten wird der arterielle Blutdruck nur einmal gemessen. In Anbetracht der enormen Variabilität des Blutdrucks ist es verwunderlich, wie gut wiederholbar dennoch viele dieser Werte bei einer Anzahl von Patienten sind. Höchstwahrscheinlich kann dies auf eine Konsistenz der Umgebungsfaktoren zum Zeitpunkt der Blutdruckmessung zurückgeführt werden. Eine einzige Blutdruckmessung (d.h. der Gelegenheitsblutdruck) ist nur ein sehr unvollkommener Index für das, was während des übrigen Tages passiert. Ein solch einmalig gemessener Wert kann nur sehr begrenzt mit irgendwelchen anderen biologisch erhobenen Daten korreliert werden. Bei der Analyse von großen Patientenzahlen werden mittlere Blutdruckwerte quantitativ in Beziehung gesetzt, um Mortalitätsraten über viele Jahrzehnte zu ermitteln.

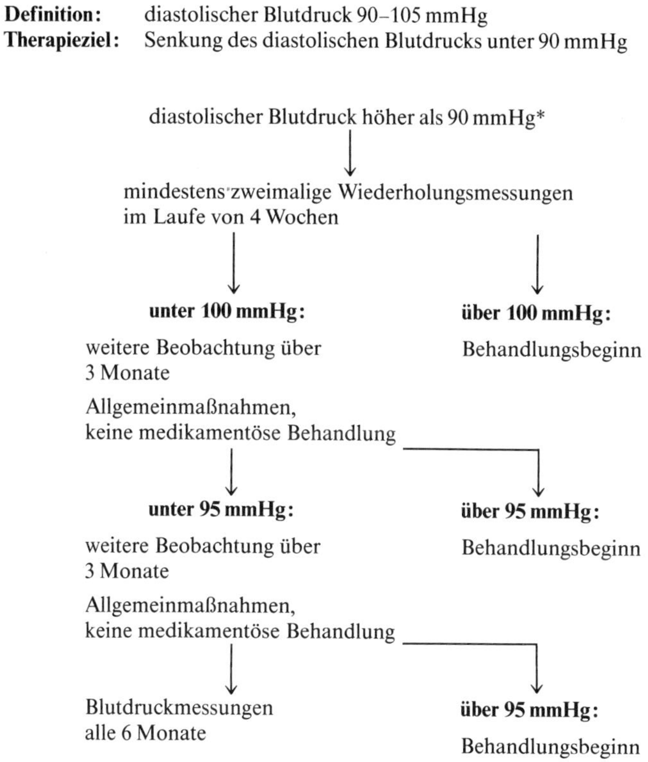

Definition: diastolischer Blutdruck 90–105 mmHg
Therapieziel: Senkung des diastolischen Blutdrucks unter 90 mmHg

diastolischer Blutdruck höher als 90 mmHg*

↓

mindestens zweimalige Wiederholungsmessungen
im Laufe von 4 Wochen

↓ ↓

unter 100 mmHg: **über 100 mmHg:**

weitere Beobachtung über
3 Monate   Behandlungsbeginn

Allgemeinmaßnahmen,
keine medikamentöse Behandlung

↓ ↓

unter 95 mmHg: **über 95 mmHg:**

weitere Beobachtung über
3 Monate   Behandlungsbeginn

Allgemeinmaßnahmen,
keine medikamentöse Behandlung

↓ ↓

Blutdruckmessungen
alle 6 Monate   **über 95 mmHg:**

Behandlungsbeginn

Abb. 1.3. Definition und Behandlung der leichten Hypertonie („mild hypertension"). * bei dreimaliger Messung bei mindestens zwei verschiedenen Gelegenheiten

Zur Ermittlung des basalen Blutdrucks muß der Patient im Krankenhaus übernachten, darf am Morgen nicht aufstehen und am Abend zuvor keine Medikamente erhalten haben. Mehrfache Blutdruckmessungen am Morgen ermitteln dann den sogenannten basalen Blutdruck. Die Methode hat sich nur bedingt eingebürgert, da sie aufwendig ist. Für das Vorgehen bei Diagnostik und Therapie des Hochdruckpatienten kann zum gegenwärtigen Zeitpunkt eine Orientierung an der Abb. 1.3 empfohlen werden.

1.3.2 Verhalten des arteriellen Drucks

Bei Verlaufsbeobachtungen an Patienten mit essentieller oder maligner Hypertonie sowie mit Phäochromozytom konnte mit nicht-invasiven Methoden gezeigt werden, daß die Variationsbreiten des Blutdrucks sehr groß sind. Besonders starke Schwankungen ergaben sich für den systolischen Blutdruck. Dabei kann bei Verlaufsbeobachtungen über 24 h der höchste systolische Blutdruck mehr als doppelt so hoch sein wie der niedrigste (Abb. 1.4).

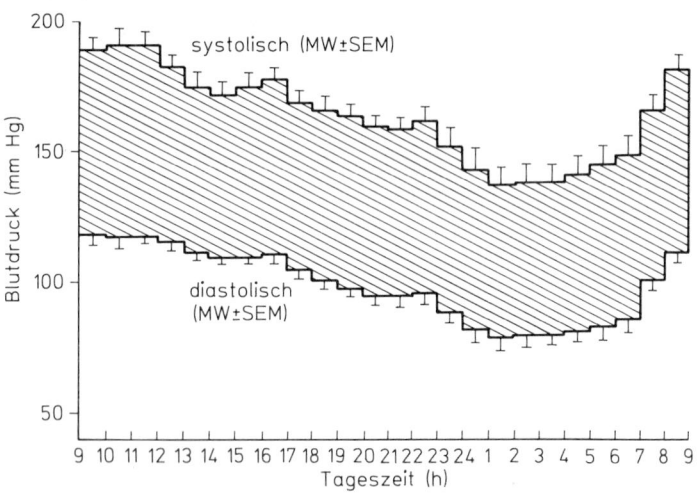

Abb. 1.4. Zirkadiane Blutdruckschwankungen über 24 h

1.4 Der Einfluß von Umgebungsfaktoren auf den arteriellen Druck

1.4.1 Der orientierende oder abwehrende Reflex

Dieser wichtige Reflex, der mehrmals täglich aktiviert wird, dient dazu, die Aufmerksamkeit auf neue, nicht eingeübte oder erschreckende Begebenheiten auszurichten und sofern es sich um Tierexperimente handelt, auf Auseinandersetzungen oder Flucht vorzubereiten. Die wichtigste Reaktion hierbei ist die kardiovaskuläre, die mit einem Anstieg des Blutdrucks, einer Beschleunigung der Herzfrequenz und einer Konstriktion der Hauptgefäße einhergeht.

Allein die Begegnung mit dem Arzt bedeutet für den Patienten bereits einen solchen Stimulus, der immer ein orientierendes und zuweilen ein abwehrendes Reflexverhalten hervorruft. Bereits vor vielen Jahrzehnten erhobene Befunde haben gezeigt, daß 30% der Patienten mit essentieller Hypertonie in der Arztpraxis systolische Blutdruckwerte hatten, die um mindestens 40 mm Hg über den Messungen zu Hause lagen. Ob und in welchem Umfang dieses Reflexverhalten am Entstehen einer essentiellen Hypertonie beteiligt ist, ist zum gegenwärtigen Zeitpunkt noch Gegenstand von Spekulationen.

1.4.2 Emotionen

Furcht ist ein Gefühl, das eine intensive Abwehrreaktion begleitet und mit einer Zunahme des arteriellen Drucks und der Pulsfrequenz verbunden ist. Auch Wut ist höchstwahrscheinlich mit ähnlichen kardiovaskulären Veränderungen verbunden. Beobachtungen an Akademikern nach erhitzter Debatte haben gezeigt, daß die erhöhten Blutdruckwerte noch Stunden nach den Auseinandersetzungen anhalten können. Ähnliche Reaktionen werden bei Rednern beobachtet. Biologisch wertet man diese Stimuli als den orientierenden und abwehrenden Reaktionen verwandt.

1.4.3 Schmerz

Schmerz- und Kältestimuli können zu einem Anstieg des Blutdrucks in Abhängigkeit von der Dosierung, jedoch nicht zu einer ständigen Blutdrucksteigerung im späteren Leben führen. Schmerz in tiefergelegenen Geweben wie Knochen, Gelenken und viszeralen Organen induziert ein umgekehrtes Verhalten: Hier kommt es eher zu einem Abfall des Blutdrucks bei einer Pulsverlangsamung. Diese sogenannten vasovagalen Episoden, die auch bei Nierenkoliken vorkommen, gehen oft mit Übelkeit und Erbrechen einher und können sich bis zur Ohnmacht steigern.

1.4.4 Harnblase

Die Auswirkungen einer überfüllten Harnblase auf den Blutdruck sind deutlich bei Patienten mit traumatischer Durchtrennung der Rückenmarksegmente in Höhe von Th 5 festzustellen, bei denen z. B. systolische Blutdruckwerte von 135 auf über 170 mm Hg ansteigen können. Infolge der Rückenmarksdurchtrennung fallen die den arteriellen Blutdruck regulierenden Mechanismen aus. Bei intaktem Rückenmark dagegen sind die Blutdruckreaktionen wesentlich gedämpfter. Bekannt ist die Tatsache einer alarmierenden Blutdrucksteigerung bei älteren Patienten mit überdehnter Harnblase, wenn der Blutdruck ohnehin zu höheren Werten neigte und die Gefahr eines Linksherzversagens mit Lungenödem bestand.

1.4.5 Körperpositionen

Der Wechsel vom Liegen zum Stehen ist bei normalen Menschen durch die Aktivität intakter Barorezeptorenreflexe von keiner wesentlichen Veränderung des Blutdrucks begleitet. Wird hingegen das sympathische Nervensystem durch Antihypertensiva gedämpft, so kann der Blutdruckabfall so stark sein, daß eine Synkope eintritt.

1.4.6 Valsalvaversuch

In dem Valsalvaversuch kommt es nach maximaler Inspiration und
forcierter Exspiration bei geschlossener Glottis initial zu einem starken Blutdruckanstieg, auf den ein sehr starker Blutdruckabfall folgt;
dieselbe Situation tritt auch bei einer Reihe normaler, alltäglicher
Tätigkeiten wie Husten, Defäkation u.s.w. auf.

1.4.7 Schlaf

Mit wachsendem Einblick in das Thema Schlaf konnte eine Reihe
physiologischer und pathophysiologischer Zusammenhänge erarbeitet werden. Im wachen Zustand – Vigilanz – gelangen sensorische
Impulse zur Hirnrinde und rufen dort bestimmte unkonditionierte
und konditionierte Reaktionen hervor. In dieser Phase sind die Lern-
prozesse besonders intensiv. Während des Schlafens dagegen sind
sämtliche Lerntätigkeiten unterdrückt. Ein entscheidender Unterschied zwischen Schlaf und Wachsein ergibt sich aus der Aktivität
der Formatio reticularis, dem komplexen Netzwerk von Nervenzellen und -fasern, das sich von der Kortex zu den basalen Ganglien
ausdehnt. Nur im Wachzustand aktiviert die Formatio reticularis die
Hirnrinde, fast gar nicht während des Schlafens. Bei normotonen
Patienten fällt der Blutdruck während des Schlafens deutlich ab,
ebenso bei leichter Hypertonie. Bei schwereren Formen des Hochdrucks konnten dagegen keine Unterschiede im Blutdruckverhalten
während des Schlafs nachgewiesen werden. Diese Beobachtungen
wurden weitergeführt mit der Messung hämodynamischer Variablen
sowohl bei Normotonikern als auch bei Patienten mit Hochdruck.
Die Veränderungen waren bei beiden Gruppen ähnlich. Der Abfall
des arteriellen Drucks war hauptsächlich die Folge einer Abnahme
des peripheren Gefäßwiderstandes, die trotz einer deutlichen
Schwellenverschiebung nicht über eine veränderte Empfindlichkeit
der Barorezeptoren zustande kam. Diese Schwellenverschiebung der
Barorezeptoren ist höchstwahrscheinlich zentral vermittelt. Infolgedessen können die hämodynamischen Veränderungen im Schlaf als
Teil der veränderten Aktivität der Formatio reticularis erklärt werden, die die neurologische Basis des Schlafs darstellt.

1.5 Zum Mechanismus der Hochdruckentstehung beim Menschen

Der Mechanismus des Hochdrucks beim Phäochromozytom ist erklärbar. Auch beim Cushing- und beim Conn-Syndrom, die jeweils mit einer vermehrten Sekretion von Cortisol bzw. Aldosteron einhergehen, kann ein biochemischer Defekt identifiziert werden. Dagegen sind beim essentiellen Hochdruck und auch bei der chronischen Nephritis die Mechanismen noch weitgehend unbekannt.

Beim essentiellen Hochdruck im fortgeschrittenen Stadium wird die Zunahme des Drucks fast ausschließlich über einen erhöhten peripheren Gefäßwiderstand als Folge einer Konstriktion der Widerstandsgefäße bewerkstelligt. Diese überstarke Konstriktion ist keine Folge einer übermäßig starken Reaktion sympathischer Nerven, da sie in den Extremitätengefäßen, im Gehirn und in der Niere auch nach Ausschaltung sympathischer Impulse persistieren kann. Es konnten keine abnormen Pressorsubstanzen im Blut nachgewiesen werden und auch die Werte für Katecholamine, Renin, Kortisol und Aldosteron sind nur gelegentlich erhöht. Trotz letztlich unbekannter Ursache der essentiellen Hypertonie scheint einem erhöhten Kochsalzkonsum eine wesentliche Bedeutung zuzukommen. So wurden in letzter Zeit Konzepte propagiert, die eine genetisch bedingte Störung des Kationentransports an der Zellmembran in den Vordergrund stellen, oder Modelle, bei denen eine erhöhte Konzentration eines zirkulierenden natriuretischen Hormons eine wesentliche Rolle spielt. Das Resultat wäre in beiden Fällen ein Anstieg des intrazellulären Natriums und in der Folge des intrazellulären Kalziums mit erhöhter Kontraktilität der Gefäßmuskulatur. Zur Stützung dieser Hypothesen wurden Unterschiede der Transportmechanismen an roten und weißen Blutzellen sowie Unterschiede in der Konzentration eines biologisch nachgewiesenen natriuretischen Hormons zwischen Gesunden und Hochdruckkranken herangezogen.

Es ist bemerkenswert, daß ein über längere Zeit bestehender Hochdruck nicht auf Normwerte zurückgeht, auch wenn die Ursache beseitigt wurde. Daher ist es durchaus möglich, daß als Folge einer länger bestehenden Hypertonie Veränderungen in den Gefäßen selbst stattgefunden haben, die sich ähnlich der Herzmuskelhypertrophie als Mediahypertrophie der Gefäßwände manifestieren. Umgekehrt konnte auch gezeigt werden, daß bei Abnahme des Drucks über einen Verlauf von mehreren Monaten die Media allmählich wieder auf ihre ursprüngliche Dicke zurückgehen kann. Auch schwerwiegende Gefäßveränderungen im Bereich der Intima als Folge eines hohen Drucks, wie z. B. eine fibrinoide Nekrose und andere Formen von Intimaverdickung, können ihren Anteil an der Zunahme des peripheren Gefäßwiderstandes haben.

1.6 Genese der essentiellen Hypertonie: Vererbungs- und Umgebungsfaktoren

1.6.1 Vererbung

Neben den bereits erwähnten Umgebungsfaktoren und dem hohen Kochsalzkonsum spielt auch die genetische Komponente (die über noch nicht völlig geklärte Mechanismen intrazellulärer Natriumkonzentration mit gedeutet werden kann) eine wichtige Rolle. Bereits vor Jahrzehnten durchgeführte Untersuchungen haben nachweisen können, daß der essentielle Hochdruck bei familiärer Belastung vererbt werden kann. Diese Beziehung war besonders deutlich bei Verwandten ersten Grades. Anders ausgedrückt bedeutet dies, daß bei einer Druckabweichung von der Norm um 10 mm Hg bei einem bestimmten Patienten die Druckwerte seiner nächsten Verwandten höchstwahrscheinlich um 25 mm Hg abweichen werden. Weitere Untersuchungen in dieser Richtung haben gezeigt, daß der arterielle Hochdruck in allen Lebensaltern bei Verwandten ersten Grades von Patienten mit essentiellem Hochdruck höher ist als der bei Nachkommen normotensiver Eltern. Die Zunahme des Drucks mit wachsendem Alter ist bei disponierten Verwandten mit und ohne Hochdruck gleichermaßen vorhanden; daraus ergibt sich die Schlußfolgerung, daß die Druckzunahme im Alter nicht nur durch genetische Komponenten, sondern zu einem großen Teil durch Umgebungsfaktoren determiniert ist. Diese Annahme wird bestätigt durch die Beobachtung, daß verschiedene Völker in Afrika und im pazifischen

Raum keine Zunahme des Drucks im Alter zeigten, es sei denn, sie wanderten in sogenannte zivilisierte Umgebungen aus, in denen der Druck dann in demselben Umfang anstieg wie in der dort vorgefundenen Bevölkerung.

Obwohl die genetische Komponente bei den meisten Patienten ähnlich zu sein scheint, ist es möglich, daß die Hypertoniker mit den höchsten Druckwerten mehr als einen durchschnittlichen Anteil dieser allelomorphen Gene besitzen, die zu hohem Blutdruck führen. Das Umgekehrte mag für die niedrigen Werte gelten.

1.6.2 Umgebung

Nach wie vor gibt es nur wenig Anhaltspunkte für die Faktoren, die für einen dauerhaften Blutdruckanstieg im Alter verantwortlich bzw. daran beteiligt sind. Einige der wichtigen Faktoren werden hier nur kurz erwähnt, aber in Abschnitt 1.7.2 etwas ausführlicher besprochen.

a) Familiengröße. Je größer eine Familie, desto geringer scheint der Blutdruckanstieg zu sein.

b) Körperliche Arbeit. Je schwerer die körperliche Arbeit, desto geringer ist der Blutdruckanstieg, insbesondere bei Männern.

c) Übergewicht. Mit jeder Körpergewichtszunahme um 1,0 kg kommt es zu einem Anstieg des systolischen und des diastolischen Blutdrucks um je 3 mm Hg.

d) Nikotin. Obwohl Rauchen selbst ein Risikofaktor darstellt, weisen Raucher häufig niedrigere Blutdruckwerte auf, möglicherweise weil sie meist weniger übergewichtig sind.

e) Kochsalzkonsum. Es gibt keinen Zweifel mehr daran, daß eine kochsalzarme Diät den Blutdruck senken kann. Umgekehrt ist aber noch nicht geklärt, ob ein übermäßig starker Kochsalzkonsum tatsächlich eine kausale Rolle bei der Genese der essentiellen Hypertonie spielt. Möglicherweise ist hier auch die hereditärgenetische Komponente bedeutungsvoll.

1.6.3 Längs- und Querschnittsuntersuchungen des Blutdrucks in verschiedenen Bevölkerungsgruppen

Eine vor Jahren durchgeführte Studie an fast 3000 Menschen, bei der alle Blutdruckmessungen von derselben Person durchgeführt und nach 4 Jahren wiederholt wurden, zeigte, daß der arterielle Blutdruck mit dem Alter ansteigt. Allerdings bestätigte sich die alte Regel, daß der Blutdruck 100 + Lebensalter sein sollte, in dieser vereinfachten Form nicht. Die Häufigkeitsverteilung der Druckkurven bei Frauen in Abhängigkeit vom Lebensalter zeigt ebenfalls einen Anstieg mit zunehmenden Lebensjahren, jedoch mit einer großen Variabilität. Wie bereits zuvor mehrmals erwähnt, sind die erhobenen Blutdruckwerte stark abhängig von Umgebungsfaktoren. Epidemiologische Untersuchungen in verschiedenen Ländern Westeuropas, in den Vereinigten Staaten, Australien und Japan haben diese Tatsache bestätigen können. Die Mittelwerte für den Blutdruck aufgeteilt nach Frauen und Männern sowie nach Lebensalter von 20–79 Jahren sind in der Tabelle 1.2. niedergelegt. Allerdings sollten die Ergebnisse mit Vorsicht ausgewertet werden, da sie auf einer lediglich einmaligen Blutdruckmessung beruhen.

Tabelle 1.2. Blutdruckwerte in Abhängigkeit von Alter und Geschlecht

Alter (Jahre)	syst. Druck (mmHg)		diast. Druck (mmHg)	
	♀	♂	♀	♂
20–29	119	123	72	74
30–39	120	123	74	74
40–49	134	127	82	77
50–59	147	134	88	82
60–69	159	154	92	88
70–79	175	161	93	87

Bemerkenswert ist, daß der arterielle Blutdruck bei Bevölkerungsgruppen, die mit der westlichen Kultur noch nicht in Berührung gekommen sind, mit zunehmendem Lebensalter nicht anzusteigen scheint. Dies fand sich bei nomadischen Stämmen in Kenia und bei Bewohnern von kleinen Inseln im Pazifik; indessen stiegen bei Mitgliedern eines nomadischen Stammes in Kenia, die die westliche Kultur angenommen hatten, die Blutdruckwerte im Laufe des Lebens in genau demselben Umfang an wie bei den Gruppen, unter denen sie nunmehr lebten. Aus diesen kurzen Betrachtungen könnte der Schluß gezogen werden, daß die wichtigste Ursache für die Entwicklung einer essentiellen Hypertonie in den Streßsituationen der sogenannten zivilisierten Gesellschaft zu finden sei. Diese Schlußfolgerung ist ebenso wenig stichhaltig wie die bereits oft angeschuldigten Kohlehydrate, die Proteine, das Fett und das Salz, die allein als Erklärungsmöglichkeit nicht ausreichen.

1.6.4 Unterscheidung zwischen normalem und erhöhtem Blutdruck

Die Begriffe Normotonie und Hypertonie stellen eine willkürliche Trennlinie dar. So ist die essentielle Hypertonie bisher auch nur durch die Meßgröße des erhöhten arteriellen Drucks definiert. Zum gegenwärtigen Zeitpunkt werden in Anlehnung an die Empfehlung der WHO die folgenden Werte für Normotonie, Grenzwerthypertonie und manifeste Hypertonie angegeben:

Normotonie:
unter 140/90 mm Hg

Grenzwerthypertonie:
zwischen 140/90 und 160/95 mm Hg

Manifeste Hypertonie:
160/95 mm Hg und darüber

1.7 Risikofaktoren für den Hochdruck

Eine bestimmte Person kann Risikofaktoren für den Hochdruck aufweisen, die vermeidbar (Übergewicht) oder nicht vermeidbar sind (Alter und familiäre Erbanlage). Jeder dieser Faktoren spielt eine besondere Rolle und kein einziger Faktor alleine scheint die primäre Determinante für die Entwicklung eines Hochdrucks zu sein.

1.7.1 Übergewicht

Die Beziehung dieses wichtigen Risikofaktors zum hohen Blutdruck ist in den westlichen Industriegesellschaften mehrfach demonstriert worden. Obwohl nicht alle Hochdruckkranken übergewichtig sind bzw. nicht alle Personen mit normalem Blutdruck dünn sind, zeigt sich, daß es häufiger Übergewichtigkeit gibt bei Hochdruckgruppen als bei Gruppen mit normalem Blutdruck. In einer Studie an jungen Patienten mit leichter Hypertonie konnte als einzige Gemeinsamkeit gezeigt werden, daß die Patienten, die eine schwere Form der Hypertonie entwickelten oder Komplikationen der Hochdruckerkrankung aufwiesen, auch diejenigen waren, die rasch an Gewicht zunahmen. Die Entwicklung der Übergewichtigkeit steht offenbar in einem direkten Zusammenhang zum Hochdruck und seinen Komplikationen. Es konnte auch gezeigt werden, daß eine Gewichtsreduktion bei hochdruckkranken, übergewichtigen Patienten von einer Senkung des arteriellen Blutdrucks begleitet ist. Zahlreiche epidemiologische Studien haben den Zusammenhang zwischen Übergewicht und Hypertonie nachgewiesen. Eine direkte Korrelation zwischen Fettsucht und Häufigkeit der Hypertonie bzw. das Risiko, eine Hypertonie zu entwickeln bei einer gegebenen Übergewichtigkeit, konnte auch die Framingham-Studie zeigen. Die Korrelationsquotienten liegen sowohl für Männer wie für Frauen bei 0,3 in der Altersgruppe von 30–39 Jahren. Diese für den systolischen Blutdruck beschriebene Korrelation konnte auch für die diastolischen Blutdruckwerte beobachtet werden. Umgekehrt gibt es Untersuchungen, die eine Abnahme des Blutdrucks durch Gewichtsreduktion feststellten. Infolgedessen kann kein Zweifel an der Interdependenz von Übergewicht und Hypertonie bestehen. Bei einem gemeinsamen Vorliegen von Fettleibigkeit und Hochdruck werden von der Mehrzahl der Untersucher höhere Morbiditäts- und Mortalitätsraten beschrieben als beim Auftreten entweder von Übergewicht oder von Hochdruck alleine. Die bei Übergewichtigen gefundenen erhöhten Blutdruckwerte werden oft auf Meßfehler wegen einer vermehrten Fettmasse an den Oberarmen zurückgeführt und infolgedessen als methodisch bedingt angesehen. Einige Untersucher allerdings konnten bei indirekter Blutdruckmessung eine direkte Beziehung zwischen Größe und Richtung des Meßfehlers und Oberarmumfang nicht beobachten. Indessen haben zahlreiche intraarterielle direkte Messungen des Blutdrucks die positive Beziehung zwischen Übergewicht und Blutdruck belegt und Vergleiche der direkten und indirekten Blutdruckmessung an Normal- und Übergewichtigen ließen die Meßfehler als akzeptabel erscheinen. Von besonderer Bedeutung sind Länge und Breite der Manschette, die einen entscheidenden Einfluß auf die Genauigkeit der Messung haben: Je breiter die Manschette desto besser werden die Übereinstimmungen zwischen direkter und indirekter arterieller Blutdruckmessung. Eine Manschettenbreite von 14 cm bei einer Manschettenlänge von 50 cm wird empfohlen.

Eine Reihe von zusätzlichen Untersuchungen haben gezeigt, daß Kalorienreduktion und damit Gewichtsreduktion fast immer bei Patienten mit essentiellem Hochdruck sowie essentieller Fettsucht zur Blutdrucksenkung bzw. -normalisierung führen kann. Neben den hieran beteiligten pathogenetischen Faktoren muß der erhöhte Kochsalzkonsum oder die verzögerte Kochsalzausscheidung bei Zunahme des extrazellulären Flüssigkeitsvolumens erwähnt werden, die über einen Anstieg des Plasmavolumens eine Erhöhung des Herzminutenvolumens induziert. Bei diesem Fall von Hochdruck ist der periphere Gefäßwiderstand meistens nicht erhöht. Sowohl Fettsucht wie auch Hochdruck können diätetisch erfolgreich durch Kalorienreduktion und Kochsalzrestriktion wenn nicht geheilt so doch beeinflußt werden. Durch ein solches Vorgehen kann die erhöhte Morbidität und Mortalität bei Fettsucht und Hochdruck gesenkt werden.

1.7.2 Alter

Dies ist ein wesentlicher nicht vermeidbarer Risikofaktor. Im allgemeinen entwickelt sich der Hochdruck in der 3. oder 4. Lebensdekade, nur selten kommt er bereits im Kindesalter vor. Tritt er vor dem Alter von 12 Jahren auf, besteht der Verdacht auf eine Abnormalität der Nebennierenrinden oder der Nieren. Wenn sich bei älteren Patienten ein systolischer Hochdruck entwickelt, beginnt dieser im allgemeinen im Alter von etwa 50 Jahren und steigt allmählich mit zunehmendem Lebensalter an. Der diastolische Hochdruck hingegen tritt in der Regel nicht nach dem 50. Lebensjahr auf, ohne daß eine wichtige Ursache dafür erkennbar ist. Bei Personen über 50 Jahren, die bisher immer einen normalen Blutdruck hatten, ist die Entwicklung eines diastolischen Hochdrucks unwahrscheinlich, wohingegen ein systolischer Hochdruck mit wachsendem Lebensalter eher auftritt. Das Auftreten einer diastolischen Hypertonie in den späteren Lebensjahren kann daher als ein Signal für zuvor unvermutete oder nicht entdeckte Ursachen gewertet werden. Im hohen Alter sind die Gefahren eines (stark) erhöhten Blutdrucks nach alten und auch wieder nach neueren Erkenntnissen als nicht so gravierend anzusehen; es wird häufig zu überlegen sein, ob bei Patienten ab dem 8. Lebensjahrzehnt mit asymptomatischem Hochdruck eine Therapie überhaupt angezeigt ist.

1.7.3 Rasse

Ein weiterer nicht vermeidbarer Risikofaktor ist die Abstammung des Patienten; eine Reihe von Studien haben gezeigt, daß bei Schwarzen der Hochdruck häufiger auftritt und meist schwerer verläuft als bei Weißen.

1.7.4 Vererbung

Vererbung scheint ein Faktor zu sein, der bestimmte Patienten zur Hypertonie prädisponiert. Die Möglichkeiten der genetischen Vererbung sind mannigfaltig, doch gibt es Hinweise dafür, daß der Hochdruck häufiger auftritt, wenn ein Elternteil einen Hochdruck hat. Sind beide Eltern hochdruckkrank, ist die Wahrscheinlichkeit noch größer, daß ihre Kinder ebenfalls einen Hochdruck entwickeln (s. auch 1.6.1).

1.7.5 Geschlecht

Die Häufigkeit der Hypertonie scheint nicht in irgendeiner Beziehung zum Geschlecht zu stehen. Die Erkrankung kommt mit etwa gleicher Häufigkeit bei Männern und Frauen vor, obwohl Männer die Komplikationen der Hochdruckkrankheit in einem früheren Lebensalter aufzuweisen scheinen als Frauen.

1.7.6 Kultur

Nahrungszusammensetzung, Eßgewohnheiten und andere kulturelle Faktoren spielen eine wichtige Rolle bei der Häufigkeit der Hypertonie. Diese ist eine Krankheit, die Bevölkerungsgruppen in hochstrukturierten, industrialisierten, sogenannten „entwickelten" Gesellschaften befällt. Dort nimmt der Blutdruck mit wachsendem Lebensalter zu, wohingegen dies in vielen nichtindustrialisierten Kulturkreisen nicht der Fall ist. Die genauen Gründe für diese Unterschiede sind noch ungeklärt, doch sprechen einige Ergebnisse dafür, daß die Unterschiede in Beziehung zu setzen sind zum hohen Kochsalzkonsum, der Häufigkeit des Übergewichts, dem Alkoholkonsum und möglicherweise der unterschiedlich verarbeiteten psychologischen Belastung in der Industriegesellschaft.

1.7.7 Psychosomatik

Zahlreiche Untersuchungen haben gezeigt, daß Gefühle, Lebenssituation, Streß und andere Verhaltens- und Umgebungsfaktoren eine wichtige Rolle bei der Entwicklung, Behandlung und Vorbeugung der Hochdruckkrankheit spielen können. Die Beweise hierfür, zum Teil direkter, zum Teil indirekter Natur, sind gelegentliche Berichte von Ärzten, Bestimmung der psychologischen Charakteristika von Hochdruckpatienten, epidemiologische und soziologische Studien. Zusätzlich zu den neurogenen sind aber auch nichtneurogene Faktoren beteiligt. Die untersuchten Bevölkerungsgruppen unterscheiden sich in Alter, Geschlecht, Schweregrad und Dauer der Hochdruckerkrankung sowie im gleichzeitigen Vorkommen von anderen Krankheiten und soziokulturellen Aspekten. Unter Berücksichtigung dieser Faktoren haben die verschiedenen Untersuchungen und Befunde gezeigt, daß Emotionen, Streß, experimentell induzierter Streß und die verhaltensbedingten Blutdruckschwankungen bei der Hochdruckerkrankung eine besonders wichtige Rolle spielen. Das letztere Gebiet hat in den vergangenen Jahrzehnten erneut an Interesse gewonnen mit der Entdeckung des Biofeedback und dem Wiederentdecken von anderen psychologischen Methoden, die einen gewissen Grad an willentlicher Kontrolle über viszerale, verborgene somatomotorische und zentralnervöse Prozesse bei normalen und kranken Bevölkerungsgruppen erlauben. Die klinischen Forschungsergebnisse über Entspannung, Feedback, Biofeedback und andere Methoden der Blutdrucksenkung bei Patienten mit Hochdruck sind bedeutungsvoll und weisen auf die nichtpharmakologischen Möglichkeiten der Behandlung und der Vorbeugung hin.

Die psychodynamische Struktur der Patienten mit Hochdruck kann charakterisiert werden in dem Sinne, daß ein Konflikt zwischen heftigen, aggressiven Impulsen und ebenso starken passiv-abhängigen Tendenzen vorliegt. Nach einer gewissen Zeit des Überganges führt die ständige Unterdrückung der feindlichen Tendenzen zu Veränderungen insbesondere an den Gefäßen und damit zu einer Erhöhung des Blutdrucks. Mit einer Reihe psychologischer Tests, insbesondere mit Projektionstechniken und Bewertungsskalen, suchte man in der Folgezeit Unterschiede zwischen den Verhaltensmustern von Hypertonikern und Nicht-Hypertonikern herauszufinden. Ob diese Tests darüber Aufschluß geben konnten, steht noch dahin. Immerhin konnte nachgewiesen werden, daß Hochdruckkranke eine schlechte Anpassungsfähigkeit oder eine geringere Ich-Stärke besitzen – für neurotisches Verhalten übliche Charakteristika. Zusätzlich zeigten diese Ergebnisse, daß Hypertoniker einen im wesentlichen unterwürfigen Charakter aufweisen. Weitere Untersuchungen in dieser Richtung haben zudem zeigen können, daß hypertone Frauen im Alter zwischen 45 und 64 Jahren ein koronarinfarktgefährdetes Typ-A-Verhaltensmuster aufwiesen, welches von Hast, Aggressivität und übermäßigem Antrieb gekennzeichnet war. In dem Verhältnis von Streß zu soziokulturellen Größen spielen auch solche Ereignisse wie Katastrophen, Verstädterung, berufliche Anpassung und längere Krankheit eine Rolle. Während es keine Beweise dafür gibt, daß

Streß für Hypertonie ausschlaggebend ist, hat man dennoch beobachtet, daß traumatische Ereignisse eine Rolle bei der Entstehung der Hochdruckkrankheit in einem bestimmten Individuum mit einer gewissen genetischen Prädisposition spielen, bzw. daß sie eine bereits bestehende Hochdruckkrankheit verschlimmern können. Von Interesse ist, daß länger andauernde lebensbedrohliche Situationen zwar nicht unmittelbar zu einer Hochdruckkrankheit führen, doch nach Latenzzeiten von Wochen bis Monaten entsprechende Regulationsstörungen mit sich bringen. Auch schlechte sozio-ökonomische Bedingungen, wie große Bevölkerungsdichte mit hoher Morbidität und einem hohen Prozentsatz an zerbrochenen Ehen, sind statistisch zu hohen Blutdruckwerten in Beziehung gesetzt worden.

Das Konzept der „ökologischen Nische" bezeichnet die umgekehrte Situation: Bevölkerungsgruppen, die in relativ isolierten Gebieten mit konstanten Traditionen leben, weisen in der Regel niedrigere Blutdruckwerte auf. Auch die Analyse unabhängiger epidemiologischer Untersuchungen in den verschiedenen Teilen der Welt hat gezeigt, daß ein fehlender Blutdruckanstieg im Alter von einer stabilen Kultur abhängt, in der Tradition und nicht Veränderung im Vordergrund steht.

Von besonderem Interesse ist, daß der Berufsstreß zu hohem Blutdruck führen kann, wobei z. B. Fluglotsen eine viermal größere Häufigkeit an Blutdruckanstiegen aufweisen als beispielsweise weniger belastete Luftfahrtangestellte. Arbeit unter nervlicher Anspannung ist immer mit hohen Blutdruckwerten verbunden. Auch Situationen wie der Verlust einer Stellung können als sehr traumatisches Ereignis empfunden werden und in der Folge zu erhöhtem Blutdruck führen. Ebenso kann es bei gewissen längerdauernden Erkrankungen mit begleitenden Angstgefühlen und Aufregung zu hohem Blutdruck kommen. Einschränkend sollte jedoch gesagt werden, daß Streß durchaus nicht nur die Entwicklung von Hochdruck fördern, sondern auch generalisierte physiologische Reaktionen hervorrufen kann. Tatsache ist, daß traumatische Ereignisse eine Anzahl von psychosomatischen Störungen verstärken können, die notgedrungen zu einer multifaktoriellen Hypothese bezüglich der Ursache der Hochdruckerkrankung beitragen.

Experimentelle Untersuchungen an Menschen und Tieren haben diese Thesen unterstützt. Dazu wurden bewährte Methoden, wie unangenehme Stimuli (Noxious stimuli), klassische Konditionierung und Verhaltenskonditionierung (operante Konditionierung) eingesetzt. Mit experimentellen Stimuli kann man die Blutdruckhöhe beim Menschen manipulieren und zeigen, daß sich hier Hypertoniker physiologisch von Normotonikern unterscheiden.

Weit verbreitet sind Stimuli wie Summerzeichen, helles Licht, emotional beunruhigende Fragen und Gedächtnistests von schnell zunehmendem Schwierigkeitsgrad. Auch Blutdruckanstiege durch Kälte, Injektion von physiologischer Kochsalzlösung, eine frustrierende Aufgabenstellung, Gefühl der Bedrohung durch Elektroschock und Ärger mit unfreundlichen Laboranten erzeugen bei Patienten mit hohem Blutdruck größere Blutdruckanstiege als bei Kontrollgruppen. Auch Interviewmethoden können die Reaktionen beim Menschen stimulieren. So konnte festgestellt werden, daß jeder auf Konfliktthemen mit Blutdruckanstiegen reagiert, daß aber Hypertoniker weitaus größere Anstiege aufweisen. Außerdem gehen in der Regel bei Hypertonikern und Neurotikern die Blutdruckwerte erst nach längerer Zeit auf Normalwerte zurück als bei Kontrollgruppen mit niedrigem Blutdruck. Offenbar ist der kritische Punkt, in dem sich Hypertoniker von Normotonikern unterscheiden, nicht nur die Stärke, sondern die längere Dauer der Reaktion, die Hypertoniker auf streßerzeugende Stimuli zeigen.

Tierexperimentelle Untersuchungen, die wesentlich zuverlässiger durchzuführen sind als am Menschen, haben unter anderem gezeigt, daß z. B. Ratten, die längere Zeit einem hohen Geräuschpegel ausgesetzt wurden, Hochdruck entwickelten. Wenn sie verschiedenen Hör-, Seh- und Bewegungsstimuli oder auch einem dauernden Geräuschentzug ausgesetzt wurden, entwickelte sich ein Hochdruck, der sogar zu histologischen Veränderungen an den Gefäßen führte. Auch unter Anwendung der Pawlowschen Konditionierungsmethoden war es möglich, bei Hunden einen Hochdruck zu induzieren, der länger als 1 Jahr andauerte.

Die Techniken der Verhaltenskonditionierung erlauben es, spezifische Veränderungen oder Veränderungsmuster zu verstärken und können zu größeren Blutdruckanstiegen und länger andauernder Wirkung führen als die Konditionierung nach Pawlow. So führt z. B. ein 14-tägiges Bedienen von Hebeln unter verschiedenen schockvermeidenden Bedingungen bei Affen zu einer Blutdrucksteigerung und je schwieriger oder herausfordernder die Bedingung war, desto höher lag der Ausgangsdruck und desto länger hielt er sich auf höheren Werten. Allerdings ist man der Ansicht, daß das Vorhandensein eines unangenehmen Stimulus alleine nicht ausreicht, um einen arteriellen Druckanstieg zu erzeugen. Indessen haben experimentelle Befunde am Menschen ausreichend bewiesen, daß Streß akute Pressorreaktionen hervorrufen kann und die Reaktion der hochdruckkranken Menschen ist im allgemeinen stärker und von längerer Dauer als die der Normotoniker.

Verhaltensbezogene Behandlungsmethoden konnten vor dem Hintergrund der hypothetischen und dokumentierten sozialen und psychologischen Komponenten der essentiellen Hochdruckerkrankung zur Behandlung und Vorbeugung dieser Erkrankung entwickelt werden. Solche Methoden, die einen Teil der nichtpharmakologischen Arten der Blutdrucksenkung darstellen, können ein Zusatz zur standardisierten medizinischen Behandlungsmethode sein oder werden. Sie können eingesetzt werden, um die Wirksamkeit der antihypertensiven Medikamente zu verbessern bzw. die Compliance (Patiententreue) mit den verordneten Medikamenten zu verstärken und auch in einigen Fällen die Dosierung von Medikamenten herabzusetzen. Von besonderer Bedeutung ist hierbei die Biofeedback-Methode, die zu einer willentlichen Steuerung oder Selbstregulation spezifischer physiologischer Reaktionen oder Reaktionsmuster führen soll. Diese Methode bedeutet für die betreffende Person eine sensorische Wiedergabe ihrer im Augenblick ablaufenden physiologischen Vorgänge. So werden z. B. Belohnungen für die richtigen Reaktionen und verschiedene Anreize oder andere Mittel, die Versuchsperson zur Konzentration auf ihre Aufgabe zu motivieren und die gewünschten Veränderungen zu erzeugen, als ein Teil dieses Vorgehens angesehen. Die Beeinflussung kardiovaskulärer Parameter durch Biofeedback kann spezifisch sein, da verschiedene Muster des systolischen Blutdrucks und der Herzfrequenz durch menschliche Versuchspersonen geändert werden konnten. So gelang es Versuchspersonen, den systolischen Blutdruck und die Herzfrequenz gemeinsam zu erhöhen oder zu erniedrigen und bis zu einem gewissen Grad auch in entgegengesetzter Richtung zu verändern, wodurch die klinische Bedeutung von Behandlungen mit Biofeedback deutlich wird. Ein weiterer wichtiger Aspekt dieses Vorgehens ist, die Patienten eine bessere Selbstkontrolle zu lehren, indem sie ihren eigenen Blutdruck heben oder senken. Auch Nachuntersuchungen an ausgewählten Patientengruppen haben die Vorzüge dieses Vorgehens gezeigt, allerdings weisen die Studien auch auf einige Probleme bei der Einstellung von annehmbaren Ausgangswerten oder der Auswertung von Blutdruckschwankungen hin, die bei der Planung einer verhaltensbezogenen Behandlung der essentiellen Hochdruckerkrankung auftauchen. Weitere Probleme der Patientenmotivation, der Compliance mit dem Biofeedback und anderen verwandten Behandlungsmethoden, der medizinischen und physiologischen Komplikationen des Versuchsaufbaus, der klinischen Forschung in diesem Gebiet und praktisch klinische Themen sind von zahlreichen Untersuchern erörtert worden. Die kombinierte Anwendung von elektromyographischem Feedback, elektrodermischem Feedback, Streßbehandlung und Yoga-Entspannungsübungen soll ebenfalls erwähnt werden. Der Grund dafür, daß der Biofeedback für die Herabsetzung physiologischer Funktionen eingesetzt werden kann, liegt in der Annahme, daß der Blutdruck durch Verminderung der Aktivität des sympathischen Nervensystems oder durch eine Aktivierung der Gesamtmuskulatur beeinflußt werden kann. Entspannungs- und Meditationsübungen als Behandlungsmethoden für die Hypertonie sind ebenfalls aus verschiedenen Gründen vorgeschlagen worden. Der Wert dieser Methode für die Behandlung der Hypertonie ist jedoch umstritten. Auch die sogenannte transzendentale Meditation beruht auf diesem Prinzip: Vor dem Hintergrund der pathogenetischen Vorstellung, daß der Hochdruck mit einer möglicherweise umfassenden hypothalamischen Reaktion einhergeht, wird der Hochdruck verglichen mit Notfallreaktion, Abwehrreaktion oder Kampf-Flucht-Reaktion, so daß Verhaltensmuster und physiologische Reaktionen entsprechend beeinflußbar sind. Indessen ist auch dieser Weg umstritten und nicht immer erfolgreich.

Trotz aller Einschränkungen ist die Psychotherapie mit ihren verschiedenen Varianten im weitesten Sinne eine nach heutiger Überzeugung anerkannte Alternativmethode, um bei geeigneten Patienten den Hochdruck zu beeinflussen.

1.8 Zusammenfassende Betrachtungen zur Epidemiologie des Hochdrucks

Das Hochdruckrisiko, seine epidemiologischen und psychosomatischen Aspekte sowie seine Entstehung und Erfassung, stellen das vordringlichste Problem der gegenwärtigen Präventivmedizin dar. Die epidemiologische Betrachtung verschiedener Bevölkerungsgruppen an unterschiedlichen Zeitpunkten, Orten und Situationen mit dem Ziel, pathogenetische Faktoren, Verteilung und Konsequenzen von Krankheiten festzustellen, ist eine der hier zur Diskussion stehenden Aufgaben. Die Epidemiologie kann daher auch Aussagen machen über Gesunde und Kranke, die nicht in Praxis und Klinik untersucht und behandelt werden; wichtiger als bei den meisten anderen Krankheiten ist der Unterschied zwischen epidemiologischem und klinischem Ansatz beim Hochdruck, der in der Regel ohne spezifische Beschwerden einhergeht und meist zufällig entdeckt wird. Vergleiche zwischen klinischen und epidemiologischen Befunden zeigen oft Übereinstimmung, so etwa in der Beziehung zwischen Übergewicht und Hochdruck, jedoch gibt es auch differierende Ergebnisse. So haben Hochdruckkranke, die in der Arztpraxis, im Krankenhaus oder in einer Ambulanz zur Untersuchung kommen, oft Beschwerden funktioneller und nervöser Art, die vergleichsweise bei Normotonikern seltener auftreten. In epidemiologischen Untersuchungen dagegen ist keine Beziehung zwischen Blutdruckhöhe und diesen genannten Beschwerden feststellbar. Außerdem sind die Proportionen zwischen essentieller und sekundärer Hochdruckkrankheit bei Untersuchungen in Krankenhäusern und Spezialambulanzen anders als vergleichsweise bei Untersuchungen in der allgemeinen Bevölkerung. So beträgt der Anteil der sekundären Formen mehr als 20% in der Klinik, in der Bevölkerung jedoch weniger als 10%.

Als von eminenter Bedeutung erweist sich die epidemiologische Betrachtung der Hochdruckerkrankung in ihrer Hauptaufgabe, nämlich der Identifizierung verschiedener Komponenten dieses Krankheitsprozesses, die die Formulierung effektiver Vorsorgemaßnahmen erlaubt. Hierher gehören als wesentliche Aspekte bevölkerungsbezogene Analysen der Häufigkeit, Ursachen und Auswirkung dieser Erkrankung. Das Endziel, die Unterbrechung bzw. Vermeidung des Krankheitsprozesses durch den kalkulierten Eingriff in die Krankheitsentstehung bzw. den Krankheitsverlauf zu einem früheren Zeitpunkt steht im Vordergrund. Diese klassische Betrachtung epidemiologischer Gesichtspunkte läßt sich besonders gut an den Ergebnissen der Framingham-Studie aus dem Jahre 1948 ablesen. In der sogenannten Post-Framingham-Ära um etwa 1970 war die Beschreibung des hieraus entwickelten kardiovaskulären Risikoprofils weitgehend abgeschlossen und man konnte das Eintreten von Herzinfarkt und Schlaganfall aufgrund statistischer Zusammenhänge voraussagen. Allerdings ist der Hochdruck als Risikofaktor für die genannten Folgeerkrankungen eine nur mögliche, aber nicht gesicherte Ursache und insofern nur ein Risikoindikator für kardiovaskuläre Morbidität. Neuere Betrachtungen stehen gerade dieser Interpretation mit besonderer Skepsis gegenüber.

Die bisher identifizierten Risikofaktoren haben lediglich für den Nikotinabusus als gesichert und für den Hochdruck in begrenztem Maße nachweisen können, daß eine therapeutische Beeinflussung dieser Risikofaktoren tatsächlich die kardiovaskuläre Morbidität senkt. Vor dem Hintergrund dieser Betrachtung wird es verständlich, daß für den Hochdruck in erster Linie die Aufklärung der Entstehung und im Zusammenhang damit auch intensive Untersuchungen der bisher vernachlässigten Altersgruppen, zu denen ältere Menschen und vor allem Jugendliche und Kinder zählen, notwendig sind. Der derzeitige Forschungsstand zur Entstehung der zahlenmäßig so wichtigen essentiellen Hypertonie hat gezeigt, daß genetische Faktoren, der Salzanteil in der Diät, der Alkoholkonsum, Übergewicht und psychosoziale Faktoren bedeutungsvoll sind. Der Einfluß von sogenannten Spurenelementen sowie die Härte des Wassers sind zusätzliche wichtige Risikoindikatoren, ebenso spielt der nicht näher definierbare Begriff von Streß eine ursächliche Rolle in der Hochdruckentstehung.

Bei der näheren Betrachtung der genetischen Faktoren blieb lange unklar, ob die familiäre Häufung von Hypertonie genetisch determiniert war oder ob sie vielleicht nur den einer Familie gemeinsamen sozialen Hintergrund widerspiegelte. Einen bedeutenden Schritt weiter führten in dieser Beziehung neuere Untersuchungen, die zeigen konnten, daß bei Familien mit adoptierten Kindern die Blutdruckwerte natürlicher Kinder wesentlich höher lagen als die adoptierter Kinder. Das stärkste Argument für die Vererbbarkeit hypertensiver Regulationsstörungen kommt aus Zwillingsstudien, wonach Berechnungen zeigen konnten, daß gegenüber Umwelteinflüssen wenigstens eine fünfmal stärkere Dominanz bei entsprechenden familiären Aggregationen nachweisbar war. Besonders aufschlußreich waren die Untersuchungen an normotonen Kindern hypertoner Eltern, die eine deutlichere Empfindlichkeit gegenüber Infusionen von Katecholaminen aufwiesen als normotone Kontrollpersonen. Aus diesen Ergebnissen läßt sich ableiten, daß der hereditäre Faktor an der Ausbildung der Hochdruckerkrankung wesentlich mitbeteiligt ist.

Die Reduktion des Salzanteils in der täglichen Nahrung ist wichtig und medizinisches Allgemeingut. Von besonderem Interesse ist, daß der übliche Salzkonsum von etwa 3–15 g/Tag nicht notwendig, sondern als ein Bestandteil einer kulturhistorischen Entwicklung aufzu-

Tabelle 1.3. Relation von Hypertonie und Salzverbrauch in verschiedenen Bevölkerungsgruppen

Bevölkerungsgruppe	NaCl-Verbrauch (mÄq/Tag)	NaCl-Ausscheidung (mÄq/Tag)	Häufigkeit der Hypertonie (%)
Yanomamo-Indianer	–	1,0	0
Carajos-Amazonas-bewohner	sehr niedrig	–	0
Pukapukas	60	–	3
Neu-Guinea-Hochland-bewohner	–	15	3
Amerikanische Eskimos	80	–	4
Weiße Bevölkerung der USA	100–300	50–200	15–20
Raratongas	125	–	28
Schwarze Bevölkerung der USA	100–300	50–200	25–35
Nordost-japanische Bevölkerung	435	–	30–40

fassen ist. Inwiefern hier die alimentären Komponenten tatsächlich eine Rolle spielen, ist immer noch ungeklärt, denn die Kuhmilch und bis vor kurzem auch die übliche Säuglingsnahrung enthalten ein mehrfaches des Bedarfs an Salz. Die Bedeutung des Salzverbrauchs in Verbindung mit dem Auftreten von Hypertonie in verschiedenen Bevölkerungsgruppen ist in der Tabelle 1.3 dargestellt.

Ebenfalls wichtig für die Entstehung der Hypertonie ist das Übergewicht. Dieser Faktor scheint in engem Zusammenhang mit genetischen Komponenten zu stehen. Auf die Beziehung zwischen Übergewicht und Hypertonie weisen die Erkenntnisse hin, daß Übergewicht häufiger ist bei hypertonen als bei normotonen Personen, daß normotone übergewichtige Individuen häufiger einen Hochdruck entwickeln als Normalgewichtige und schließlich, daß Hypertoniker häufiger übergewichtig werden als Normotoniker. Quantitativ ausgedrückt bedeutet dies, daß eine Gewichtsänderung von 1 kg eine Änderung des diastolischen Drucks von 3 mm Hg bewirken kann. Inwieweit hier auch die zusätzliche Beeinflussung des Nikotinabusus eine Rolle spielt, ist noch nicht klar.

Auch die Beziehung zwischen dem Gehalt an Spurenelementen bzw. der Härte des Wassers und der kardiovaskulären Morbidität ist noch nicht geklärt, doch gibt es Hinweise dafür, daß je weicher das Wasser desto höher die Mortalitätsrate ist. Von den verschiedenen Spurenelementen scheint dem Kadmium eine besondere Rolle zuzukommen, da Kadmium möglicherweise den Unterschied in der kardiovaskulären Mortalität zwischen Gebieten mit hartem und weichem Trinkwasser erklärten könnte: Gefährdete Bevölkerungen in Gebieten mit weichem Wasser weisen einen etwa zweimal so hohen Gehalt an Kadmium in den Knochen auf wie Vergleichspopulationen aus Gebieten mit hartem Trinkwasser. Außerdem scheinen Hypertoniker einen höheren renalen Kadmiumgehalt aufzuweisen als Normotoniker. Psychosoziale Faktoren wie Einkommen, Seßhaftigkeit, Ausbildung und Beruf haben keine eindeutige Beziehung zur Hochdruckerkrankung gebracht. Im Gegenteil scheint Schwerstarbeit mit dem Akzent auf schwer die Häufigkeit von Herzinfarkten zu verhindern! Inwieweit hierbei der Hochdruck tatsächlich noch als ein Risikofaktor anzusehen ist, bleibt offen. Von besonderem Interesse ist die Tatsache, daß die Berufsgruppe der Landarbeiter mit schwerster körperlicher Betätigung die geringste koronare Morbidität aufwiesen, bei niedrigeren Blutdruckwerten als die zum Vergleich herangezogenen nicht landwirtschaftlich tätigen Berufsgruppen.

Vielversprechend für die Aufklärung von Hochdruck scheint auch die sogenannte Streßforschung zu sein. Danach können neurogene Komponenten (kortiko-thalame Mechanismen) zu strukturellen Adaptionen in der Gefäßperipherie führen, wenn über längere Perioden häufig genug stimuliert wird. Besonders vielversprechend sind hier die Untersuchungen, wonach Beziehungen zwischen systolischem Blutdruck und Empfindlichkeit auf Katecholamine erkennbar sind. Ebenfalls wichtig sind Befunde, denen zufolge Hochdruckkranke ein Persönlichkeitsprofil aufweisen, das durch unterdrückte Aggressionen gekennzeichnet ist. Trotzdem reichen diese Untersuchungen nicht aus, die Frage nach Langzeitwirkungen solcher Stimuli zu beantworten und langfristige und umfangreiche Untersuchungen scheitern häufig an der Schwierigkeit, Streß objektiv zu definieren und durch biochemische oder mathematische Parameter zu erfassen.

Unter Berücksichtigung epidemiologischer Gesichtspunkte kann zusammenfassend als gesichert erscheinen, daß die erbliche Komponente, die Salzaufnahme und die Gewichtszunahme bzw. das Übergewicht als die wichtigsten Risikofaktoren anzusehen sind, wohingegen die Ergebnisse der sogenannten Streßforschung als nicht gesichert, aber vielversprechend gelten. Ihr liegt die Vorstellung zugrunde, daß Faktoren wie Streß über eine Stimulation des sympathischen adrenergen Nervensystems zu einer vermehrten Ausschüttung von Katecholaminen und damit zunächst zu einer durch vermehrtes Herzminutenvolumen bedingten Hypertonie führen. Während der Zeit kommt es unter dem Einfluß anderer Faktoren wie Salzaufnahme und Gewichtszunahme zu einer Gefäßwiderstandserhöhung, die dann in die manifeste Hochdruckerkrankung übergeht und ihrerseits in Verbindung mit anderen Risikofaktoren wie Hypercholesterinämie, Nikotinabusus und Diabetes mellitus kardiovaskuläre Komplikationen verursacht.

Bereits im Kindes- und Jugendalter bahnt sich diese Entwicklung an, wie die Ergebnisse von Blutdruckmessungen an Kindern zeigten: Kinder, deren Werte im oberen Normbereich der altersentsprechenden Verteilung lagen, wiesen eine deutliche Tendenz auf, ihre relative Blutdruckposition über mehrere Jahre hinweg beizubehalten. Bei der Erfassung der Hochdruckkrankheit in großen Bevölkerungs-gruppen ist die Wirksamkeit der Intervention bei mittelmäßig bis stark erhöhten Blutdruckwerten für mittlere Altersgruppen ausreichend belegt. Es besteht aber noch wenig Einigkeit darüber, wie viele Messungen notwendig sind, in welcher Körperposition sie durchgeführt werden müssen und inwieweit diese Meßsituationen Berücksichtigung finden sollen. Auch die Indikation zur Behandlung der leichten Hochdruckerkrankung ist oft noch strittig. Für die Zukunft wird es darauf ankommen, die Früherkennung der Hochdruckerkrankung zu sichern und gleichzeitig für eine ausreichende Frühbehandlung zu sorgen.

Der Einfluß des arteriellen Blutdrucks auf die Mortalität von Patienten, die über einen Zeitraum von bis zu 20 Jahren beobachtet wurden, ist in der Framingham-Studie erarbeitet worden. Mit zunehmendem Blutdruck steigt die Mortalität stetig an, was auf eine quantitative Beziehung hinweist. Die exzessiven Todesraten bei den höheren Druckwerten sind hauptsächlich Folge kardiovaskulärer und renaler Erkrankungen. Die Beziehung zwischen arteriellem Blutdruck und Mortalität bei den genannten Erkrankungen, die wiederum quantitativ ist, findet sich in der Tabelle 1.4.

Tabelle 1.4. Mortalitätsverhältnis (von tatsächlicher zu erwarteter Mortalität) bei Männern und Frauen zwischen 15 und 69 Jahren. Ein Mortalitätsverhältnis von 200 bedeutet eine Verdoppelung des Risikos in einer bestimmten Zeit.

Systolischer Blutdruck (mmHg)	Diastolischer Blutdruck (mmHg)					
	48–67	68–82	83–87	88–92	93–97	98–102
Männer 15–69 J. 98–127	80	86	106	116	114	—
128–137	100	109	127	140	168	197
138–147	151	141	153	170	199	224
148–157	—	166	196	191	224	269
158–167	—	233	197	240	268	289
Frauen 15–69 J. 98–127	57	56	55	58	—	—
128–137	62	60	64	74	65	—
138–147	—	71	73	72	117	132
148–157	—	61	83	96	98	139
158–167	—	97	150	125	172	205

Die Beziehung zwischen arteriellem Druck bei der Erstuntersuchung im Krankenhaus und den Mortalitätsraten unbehandelter Patienten mit essentieller Hypertonie sind in der Abb. 1.5 dargestellt. Die Graduierung ist, wie in der Epidemiologie üblich, eine logarithmische Einteilung für Überlebensrate und eine Probiteinteilung für Patientenzahl (in %); mit jeder Zunahme des diastolischen Drucks verschieben sich die Raten nach rechts in Richtung der größeren Mortalität. Infolgedessen finden sich bei zweijähriger Beobachtung pro Blutdrucksteigerung um 10 mm Hg Zunahmen der Todesraten von 8, 16, 32, 64 und in der malignen Phase sogar von 128. Die Zahlen sind von vielen Versicherungsgesellschaften bestätigt worden.

1.9 Folgeerscheinungen des Hochdrucks

1.9.1 Endorganschäden durch Hochdruck an Herz, Niere und Gehirn

Wegen seiner weiten Verbreitung und der Verursachung von Endorganschäden ist der Hochdruck ein außerordentlich wichtiges gesundheitliches Problem in allen Industriegesellschaften. Man kann davon ausgehen, daß mindestens 10–15% der gesamten erwachsenen Bevölkerung einen hohen Blutdruck aufweisen und daß bei Nichtbehandlung Schäden am Herzen, am Gehirn und der Niere die Folge sind. Es gibt überzeugende Hinweise dafür, daß sogar milde Formen von Hochdruck mit einer Verminderung der Lebenserwartung einhergehen. Darüberhinaus führt erhöhter Blutdruck auch zu Schäden an Arterien und Arteriolen, so daß sich hieraus eine weitere Berechtigung ergibt, den Blutdruck rechtzeitig zu senken. Hoher Blutdruck ist hauptsächlich im arteriellen Schenkel des Gefäßbaumes vorzufinden, die Venen sind seltener betroffen. Im arteriellen Schenkel sind zwei wichtige Begriffe zu unterscheiden: Die Arteriosklerose betrifft strukturelle Veränderungen in den Gefäßen der Arterien bis hinab zu den Arteriolen, die Atherosklerose hingegen die Veränderungen im Bereich der Aorta und der großen Arterien. Die strukturellen Veränderungen der Arteriosklerose resultieren in einer Wandverdickung der Arterie und einer damit verbundenen

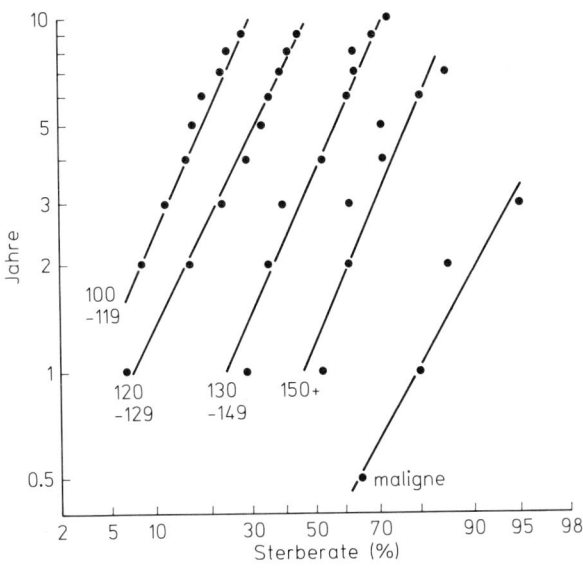

diast. BD	100-119	120-129	130-149	150+	maligne
Alter	47,0	49,5	47,2	49,8	44,3
Zahl	87	45	38	21	20

Abb. 1.5. Beziehung zwischen arteriellem Druck bei der Erstuntersuchung im Krankenhaus und Mortalitätsrate unbehandelter Patienten mit essentieller Hypertonie

Einengung des inneren Gefäßdurchmessers (Lumeneinengung). Neben diesen strukturellen kommt es auch zu funktionellen Veränderungen aufgrund vermehrter Kontraktionsbereitschaft der glatten Muskelzellen in den Arteriolen mit einer resultierenden weiteren Einengung (Vasokonstriktion): Als Folge dieser beiden Veränderungen nimmt der Widerstand im Lumen der Gefäße zu. Die allmähliche Einengung der Arteriolen führt zu einer stärkeren Belastung des Herzmuskels und zu einem vermehrten Energiebedarf für die Blutzirkulation. Ein möglicher Weg zur Mehrleistung des Herzens ist eine Hypertrophie des Herzmuskels selbst; aber da die größere Muskelmasse auch mit mehr Blut versorgt werden muß, bedeutet dies eine noch größere Arbeitslast für das ohnehin überarbeitete Herz. Bei einem weiter wachsenden Widerstand ist das Herz schließlich nicht mehr in der Lage, die zunehmende Belastung zu verkraften. Es kommt schließlich zum Herzversagen. Das Herzversagen war in der Tat die häufigste Todesursache bei Patienten mit Hochdruck vor der Ära der allgemein verfügbaren antihypertensiven Medikamente. Heute kann Herzversagen durch die konsequente Behandlung der zugrundeliegenden Hypertonie verhindert werden.

Die Nieren reagieren besonders empfindlich auf die schädlichen Einflüsse des Hochdrucks. Auf diese sehr gefäßreichen Organe entfallen etwa 20% der Herzauswurfleistung, ein Prozentsatz, der durch die Funktion der Niere als Eliminationsorgan von Überschußprodukten bedingt ist. Da bei Hochdruck die Gefäßlumina enger und die Gefäßwände dicker werden, kann es vorkommen, daß die Durchblutung in einem solchen Maße abnimmt, daß die normale Funktion nicht mehr gewährleistet ist und ein Nierenversagen eintritt. Allerdings ist diese Komplikation des Hochdrucks relativ selten. Sie tritt vorwiegend bei den Patienten auf, die eine sogenannte maligne Hypertonie aufweisen.

Die maligne Hypertonie führt rasch zum Tode, wenn sie nicht rechtzeitig behandelt wird. Eine begleitende destruktive, schwere Arteriolenerkrankung führt zu einer Nierenschädigung mit folgendem Nierenversagen. Die maligne Hypertonie schädigt ebenfalls die Arteriolen am Augenhintergrund und führt zu Blutzellen- und Plasmaexsudaten. Die Hämorrhagien im Bereich der Retina vermindern die Sehfähigkeit zuweilen bis zur Blindheit. Gelegentlich kann es auch zu einem Papillenödem kommen.

Die hypertensive Enzephalopathie tritt häufiger bei den schweren Formen des Hochdrucks auf. Bei dieser Erkrankung ist die Durchblutung des Gehirns aufgrund der erheblichen Einschränkung des Lumens der zuführenden Gefäße vermindert. Zu den Symptomen gehören schwerer Kopfschmerz, Übelkeit, Brechreiz, Unruhe und Koma. Die maligne Hypertonie führt oft zum Herzversagen. Aber Herzversagen ebenso wie Enzephalopathie sind durch eine Reduktion des Blutdrucks mit Medikamenten oder anderen Maßnahmen gut und effektiv beherrschbar.

Schlaganfälle auf dem Boden einer Hämorrhagie als Folge von Aneurysmen in kleinen Arterien innerhalb des Gehirns sind die häufige Folge und Komplikation eines unbehandelten Hochdrucks. Diese Form der Apoplexie muß klar von den Schlaganfällen auf dem Boden einer Atherosklerose unterschieden werden. Die Aneurysmen bei hämorrhagischen Schlaganfällen haben ihre eigenen Charakteristika. Sie kommen in geringerer Anzahl bereits bei normotonen älteren Menschen vor, bei Patienten mit länger bestehendem Hochdruck indessen treten sie häufiger und früher auf. Die geplatzten Aneurysmen bluten direkt in das Gehirn und verletzen oder zerstören so das umliegende Gewebe. Dieser Typ von Hämorrhagie wird intrazerebrale Hämorrhagie oder intrazerebrales Hämatom genannt.

Die Atherosklerose, die ebenfalls mit Hypertonie einhergeht, befällt die Aorta sowie die großen und mittelgroßen Arterien. Atherosklerotische Plaques in den Gefäßen entwickeln sich allmählich über viele Jahre und führen langsam zu einer Einengung der Arterienlumina. Die Symptome hängen davon ab, welches Organ durch die atherosklerotische Gefäßveränderung betroffen ist; wenn die Minderdurchblutung in einer Arterie des Gehirns auftritt, resultiert daraus ein Schlaganfall; im Herzen führt sie zu einem Angina-pectoris-Anfall oder einem Myokardinfarkt, in den Beinen zu einer Claudicatio intermittens und schließlich zu einer Gangrän. Ein gewisser Grad an Atherosklerose ist in zunehmendem Alter physiologisch, obwohl dies nachgewiesenermaßen nicht für jede Bevölkerungsgruppe zutrifft. In jüngerem Alter kommt sie besonders häufig bei gleichzeitiger Hypertonie vor. Es gibt jetzt eindeutige Beweise dafür, daß Hochdruck die Entwicklung der Atherosklerose akzeleriert.

Drei verschiedene Erkrankungen tragen wesentlich dazu bei, daß Morbidität und Mortalität bei Hochdruckpatienten zunehmen: Die noduläre Arteriosklerose oder das Atherom, das Charcot-Bouchard-Aneurysma und die fibrinoide Nekrose. Bei allen dreien findet sich eine Abhängigkeit zur Höhe des Drucks, die Beziehungen untereinander jedoch sind sehr unterschiedlich. So werden Atherome hauptsächlich bei Männern gefunden. Sie weisen neben den Verbindungen zum Hochdruck auch solche zu Alter, Serum-Cholesterol und Nikotinabusus auf. Die Charcot-Bouchard-Aneurysmen werden vorwiegend im Alter von über 40 Jahren bei mittelschwerer bis schwerer Hypertonie gefunden. Die fibrinoide Arteriolennekrose kann in jedem Lebensalter und bei beiden Geschlechtern auftreten. Sie ist Folge einer sehr schweren Hypertonie. Eine entsprechende antihypertensive Behandlung kann die durch eine fibrinoide Nekrose verursachte maligne Phase verhindern; ebenso kann eine zerebrale Hämorrhagie als Folge eines Charcot-Bouchard-Aneurysmas vermieden werden; weit weniger erfolgreich ist die Behandlung bei einem Atherom, so daß der Myokardinfarkt die Haupttodesursache bei unbehandelten Gruppen darstellt.

1.9.2 Auswirkungen des erhöhten arteriellen Drucks auf Herz und Kreislauf

Noduläre Arteriosklerose oder Atherome

Hochdruckbedingte Veränderungen großer arterieller Gefäße betreffen insbesonders Aorta, Femoralis, Poplitea, Nierenarterien, Koronarien, Karotiden, Vertebralarterien und den Circulus Willisii. Die Arterien der oberen Extremitäten sind weniger häufig befallen. Fibröse oder fibrös-fettige Plaques kommen in der Intima bei gleichzeitiger Atrophie des umliegenden Mediagewebes vor. Auf diesen Plaques bilden sich Thromben, so daß es allmählich zur Okklusion der Arterie mit distal einsetzender Ischämie kommt. Die Erkrankung der Arterien im Bein bewirkt eine intermittierende Claudicatio oder Gangrän. In den Nierenarterien kann sie zu Niereninfarkt oder Nierenarterienstenose führen; in den Koronarien kann es zu Myokardinfarkt oder Angina pectoris kommen; der Befall der Halsarterien kann zu einer vorübergehenden Blindheit oder zerebralen Lähmung durch Plättchenembolie führen; der zerebrale Infarkt schließlich kann Folge einer Embolie der Halsarterien oder einer Thrombenbildung in den intrakraniellen Arterien sein.

Der Ansicht einiger Untersucher zufolge handelt es sich hierbei hauptsächlich um Lipidabnormalitäten, wobei die Lipide in die Arterienwand hineindiffundieren und so die Plaques produzieren; die Thromben seien zufällig und Folge einer verminderten Durchblutung oder von Turbulenzen. Thrombotische Ursachen können jedoch häufiger vorliegen, als allgemein angenommen wird. Die fibrö-

sen und fibrös-fettigen Plaques stammen von wandständigen
Thromben und Plättchen; Leukozyten und fibrinhaltige Thromben
setzen sich auf der Intimaoberfläche fest, was allmählich zu Zell-
schwund, Kompression, Fibrinbildung, Invasion von Fibroblasten
und Umwandlung in Kollagen führt. Daraufhin bilden die tieferen
Wandabschnitte cholesterinhaltige Kristalle, es setzt sich erneut
Thrombin auf den Plaques ab und schließlich kommt es zur Okklusion einer Arterie.

Das Herz

Die Arbeit des Herzens kann quantitativ wie folgt ausgedrückt werden:

$$W = QR + \frac{w \, V^2}{2g}$$

W = Arbeitslast
w = Gewicht
Q = Schlagvolumen (in ml)
R = Widerstand
V = initiale Geschwindigkeit von Q

Der erhöhte arterielle Druck kann als Folgeerscheinung von einer
Herzhypertrophie begleitet sein, wobei eine quantitative Beziehung
zwischen den beiden Faktoren besteht.
Das linksventrikuläre Herzversagen ist eines der gefährlichsten Konsequenzen eines erhöhten arteriellen Drucks, da es zum akuten
Herztod führen kann. Diese Komplikation nimmt mit steigendem
Druck zu und tritt besonders häufig in der malignen Phase auf. Die
lebensbedrohlichen Episoden können durch Senkung des arteriellen
Drucks verhindert werden.
Die physiologischen Hintergründe des kongestiven Herzversagens
sind nicht leicht zu erklären, da trotz des möglichen Druckanstiegs in
der Aorta der Druck in der Pulmonalarterie gewöhnlich nicht erhöht
ist. Allerdings wird das Vorkommen des kongestiven Herzversagens
vermindert durch eine Senkung des arteriellen Drucks, wenn dieser
sehr hoch war. Daher liegt der Schluß nahe, daß auch hier der arterielle Druck in wichtiger Weise beteiligt ist.

Myokardinfarkt und Angina pectoris sind bezüglich ihrer pathophysiologischen Zusammenhänge mit dem Hochdruck nicht eindeutig geklärt.

Koronare Herzerkrankung

Bei einem Befall der Koronararterien mit Atheromen zeigen sich Noduli von verschiedener Größe. Anfangs verläuft die Erkrankung symptomlos, aber bei einer stärkergradigen Stenose kann sich eine schwere Angina pectoris entwickeln. Die Okklusion einer Arterie durch Thrombusbildung auf einem Plaque kann symptomlos bleiben, einen Angina-pectoris-Anfall auslösen oder einen plötzlichen Myokardinfarkt verursachen, der häufig tödlich endet. Der Myokardinfarkt ist zu einer der häufigsten Todesursachen westlicher Zivilisationsländer geworden und wird infolgedessen aus klinischer, wissenschaftlicher und epidemiologischer Sicht eingehend untersucht.

Faktoren bei der Pathogenese des Myokardinfarkts

a) Alter – Je älter der Patient, desto häufiger und schwerer die Erkrankung.

b) Geschlecht – Bei einem gegebenen Schweregrad der Erkrankung treten die Komplikationen bei Frauen etwa 15 Jahre später auf als bei Männern.

c) Cholesterol im Serum – Je höher der Wert, desto höher das Risiko einer koronaren Herzerkrankung (Ergebnisse der Framingham-Studie).

d) Arterieller Druck – Je höher der Druck, desto höher das Risiko einer koronaren Herzerkrankung (Ergebnisse der Framingham-Studie).

e) Nikotinabusus – Je mehr Nikotin pro Tag inhaliert wird, desto höher ist das Risiko eines Myokardinfarkts.

f) Körperliche Betätigung – Ein Mangel an sportlicher und körperlicher Betätigung führt zu häufigem Auftreten des Koronarinfarkts.

g) Diät – Das Substituieren von gesättigten Fettsäuren durch ungesättigte kann die Plasma-Cholesterolwerte senken. Eindeutige Beweise dafür, daß hierdurch Mortalität und Morbidität reduziert werden, liegen jedoch nicht vor.

h) Vererbung – Beweise für die Bedeutung dieser Komponente konnten bisher nicht erbracht werden.

Zerebrale Infarzierung

Der zerebrale Infarkt ist die häufigste Form des Schlaganfalls. Im allgemeinen wurde dieses Ereignis einer Thrombose einer der Arterien des Circulus Willisii oder einer der Hauptäste zugeschrieben, bis genauere Untersuchungen über die Häufigkeit von Atheromen in den Halsarterien, besonders im Karotissinus und dem Ursprung der Vertebralarterien durchgeführt wurden. Noduli in diesen Bereichen können zu Embolisierungen führen, die transiente ischämische Attacken in der Basilarregion oder im Bereich der Carotis interna verursachen und so zu vorübergehender Blindheit, Aphasie oder Hemiparese führen; die Ischämie kann dort aber auch permanent werden und Infarzierungen mit längerdauernder oder bleibender neurologischer Ausfallssymptomatik verursachen.

Insgesamt gibt es weniger Informationen über den zerebralen Infarkt als den Myokardinfarkt. Einige Ergebnisse der Framingham-Studie haben gezeigt, daß bei Männern, nicht aber bei Frauen, das Vorkommen eines zerebralen Infarkts 20 Jahre nach dem eines Myokardinfarkts lag. Außerdem konnte belegt werden, daß die zerebrale Infarzierung nicht wie beim Myokardinfarkt von der Höhe der Serum-Cholesterinspiegel abhängt. Eine Behandlung mit Antihypertensiva senkt die Inzidenzrate von Zerebralinfarkten wesentlich stärker als die von Myokardinfarkten. In drei kürzlich durchgeführten Untersuchungen mit Antihypertensiva wurde die Anzahl der Schlaganfälle von 31 bei Kontrollpersonen auf 9 in der behandelten Gruppe reduziert. Dies sind die Ergebnisse einer effektiven Behandlung über einen Zeitraum von 3–4 Jahren.

Noduläre Arteriosklerose und Atherome in anderen Regionen

Autopsieuntersuchungen ergaben, daß Patienten mit koronarer Herzerkrankung auch in anderen Regionen Atherome aufwiesen. Je stärker ausgeprägt die Erkrankung in einem Körperteil war, desto stärker war sie auch in anderen. Es ist eine häufige klinische Beobachtung, daß bei Patienten mit koronarer Herzerkrankung die Tendenz zu Schlaganfall, Claudicatio intermittens oder Nierenarterienstenose besteht. Allerdings ist der Stellenwert der verschiedenen Ursachen unterschiedlich: Die Frequenz des Schlaganfalls konnte – wie bereits erwähnt – durch Reduktion des Blutdrucks gut beeinflußt werden, die Frequenz des Myokardinfarkts hingegen nicht. Ausgeprägte Atherome fanden sich vergesellschaftet mit anderen schweren Erkrankungen, wobei die Faktoren, die bei der zerebralen und koronaren Erkrankung mitverursachend sind, unterschiedlich zu sein scheinen. Systematische Untersuchungen über wandständige Thrombosen im Bereich der Carotis interna erbrachten ähnliche Veränderungen im Bereich der aorto-iliakalen Region. In der zuletzt genannten Gruppe war zudem ein gehäuftes Vorkommen von Myokardinfarkt und anderen arteriellen Läsionen nachweisbar.

Charcot-Bouchard-Aneurysmen

Diese bereits im Jahre 1868 beschriebenen kleinen perforierenden Arterien im Gehirn sind häufig unerkannte Ursachen für den Tod nach zerebraler Hämorrhagie. Charcot-Bouchard-Aneurysmen sind erst 1963 durch Ross wiederentdeckt worden. Diese Aneurysmen, die besonders häufig in den Basalganglien und subkortikalen Regionen vorkommen, weisen als wesentliches Merkmal einen Schwund der Media bei vorhandener Intima und Adventitia auf.

Bei der retrospektiven Untersuchung von 100 Patienten, die mit einem bekannten diastolischen Hochdruck von über 100 mm Hg und einem Herzgewicht von über 400 g (Männer) bzw. über 350 g (Frauen) verstorben waren, zeigte die postmortale angiographische Untersuchung Mikroaneurysmen bei 46 Patienten, wobei 20 durch eine massive intrazerebrale Blutung den Tod fanden. In der Gruppe der Normotensiven waren die Veränderungen lediglich bei 7 nachweisbar, aber keiner von ihnen war an einer zerebralen Hämorrhagie verstorben. Bei der Gruppe mit Hochdruck war der jüngste Patient 44 Jahre alt, die Häufigkeit nahm bis zu einem Maximum von 71% in der Altersgruppe von 70–74 Jahren zu. Bei den 7 normotensiven Patienten waren Aneurysmen lediglich ab dem Alter von 66 Jahren nachweisbar. Umgekehrt waren lediglich 3 Patienten mit einer massiven intrazerebralen Hämorrhagie ohne Aneurysmen. Abgesehen von den Aneurysmen gab es keine Hinweise für eine Infarzierung. Aus diesen Untersuchungen kann der naheliegende Schluß gezogen werden, daß Mikroaneurysmen für zerebrale Hämorrhagien verantwortlich sind bei Patienten, die hohe Blutdruckwerte aufweisen und über 40 Jahre alt sind. Diese Gruppe stellt eine völlig andere Einheit dar als die Patienten, die einen Myokardinfarkt oder eine zerebrale Infarzierung erlitten haben. Weitere pathogenetische Untersuchungen zu den Charcot-Bouchard-Aneurysmen gibt es bislang noch nicht.

Eine in Japan durchgeführte Untersuchung über 6 Jahre beschäftigte sich mit der Inzidenz- und Todesrate als Folge von Schlaganfall und koronarer Herzerkrankung bei 450 000 Arbeitern. Bei den Männern betrug das Lebensalter 18–54 Jahre und der Quotient von Schlaganfall zu koronarer Herzattacke war 7:3. Bei denjenigen, die einen Schlaganfall erlitten, handelte es sich in 40% um eine zerebrale Hämorrhagie, in 16% um einen zerebralen Infarkt, in 10% um eine Subarachnoidalblutung und in 5% um einen nicht näher beurteilbaren Schlaganfall. Von den Untersuchten war bei 130 000 Arbeitern im Alter von über 40 Jahren in den vorausgegangenen 3 Jahren der Blutdruck gemessen worden. Die Inzidenzrate einer jeden der beschriebenen Episoden nahm zu mit steigendem systolischen und diastolischen Druck. Die Zunahme war besonders ausgeprägt bei zerebraler Hämorrhagie gefolgt von einem nicht näher differenzierbaren Apoplex, jedoch weniger deutlich bei der koronaren Herzerkrankung. Bei weiteren Vergleichen zeigte sich eine enge Korrelation zwischen der Häufigkeit von arteriellem Blutdruck über 170 mm Hg systolisch und 100 mm Hg diastolisch zur Inzidenzrate der zerebralen Hämorrhagie.

Fibrinoide Nekrosen der kleinen Arterien und Arteriolen
– die vaskuläre Läsion in der malignen Phase

Diese Läsion stellt das Ergebnis einer vorausgegangenen Erhöhung des intravaskulären Drucks im Bereich der kleinen Arterien und Arteriolen dar. Nicht alle Organe sind gleichmäßig betroffen. Niere, Pankreas, Nebenniere, Intestinum, Gehirn, Auge, Herz und Leber werden etwa in demselben Ausmaß befallen, Haut und Muskulatur dagegen überhaupt nicht. In den betroffenen Gefäßen kommt es zu einer Fragmentation der Muskelfasern, einer starken Exsudation von Plasma in die Gefäßwand – zuweilen mit Erythrozyten – und später zu einer Entzündungsreaktion in sämtlichen Wandschichten, besonders aber in der Adventitia mit einer allmählichen Einlagerung ausgewanderter Fibroblasten. Mit der Senkung des arteriellen Drucks kann dieser Vorgang zum Stillstand kommen und eine gewisse Heilung eintreten.

Ein Dauerhochdruck kann allerdings insbesondere im Bereich der Niere zu ungünstigen Folgeerscheinungen führen. Die fibrinoide Gefäßnekrose ist das anatomische Substrat für die maligne Phase. In der Niere führt sie zu Ischämie, Nierenfunktionsstörung und Nierenversagen. In der Retina finden sich ischämische Bezirke, die in Exsudate übergehen und den typischen Befund der malignen Phase darstellen. Zuweilen kann es zu einer zerebralen Hämorrhagie kommen. Die Höhe des arteriellen Drucks steht bei der malignen Hypertonie im Vordergrund, obwohl andere Faktoren, wie ein rascher Blutdruckanstieg, manchmal auch Anämie, sowie einige Umgebungsfaktoren bisher nicht geklärter Natur, mit im Spiel sein können. Die maligne Phase kann verschiedene Ursachen haben, kann in jedem Alter auftreten und sowohl Männer wie Frauen befallen; sie ist reversibel, solange die Zerstörung von Nierengewebe nicht zu weit fortgeschritten ist.

Elastose und fettig-hyaline Degeneration der Intima

Diese beiden Veränderungen finden sich besonders in Nierenarterien und Arteriolen bei Hochdruck. Bislang ist nicht geklärt, ob es sich hier um Ursache oder Folge der essentiellen Hypertonie handelt. In der Regel sind die Veränderungen nicht so stark ausgeprägt, daß es zu einer Niereninsuffizienz kommt, sie sind aber quantitativ in Beziehung zu setzen zur Höhe des arteriellen Drucks.

Andere Mediadegenerationen

Mediadegenerationen anderer Art sind klinisch bedeutsam als Ursachen eines dissezijerenden Aneurysmas und sackförmiger Aneurysmen im Bereich der Aorta. Ihre Pathogenese ist nicht geklärt, doch scheint ein kongenitaler Defekt der Media mitverantwortlich zu sein.

1.10 Klassifizierung der Hypertonie nach dem Schweregrad

1.10.1 Maligne und ‚benigne' Phasen des Hochdrucks

Die Tatsache, daß der essentielle Hochdruck oder jede Art von sekundärem Hochdruck eine maligne und eine relativ stabile benigne
Verlaufsform aufweisen kann, ist seit Jahrzehnten bekannt. Die maligne Phase zeichnet sich durch Neuroretinopathie und eine fibrinoide Nekrose im Bereich der Arteriolen aus. Diese Veränderungen
sind die Folge eines übermäßig erhöhten Blutdrucks und können bei
jeder Form der Hypertonie (außer bei Koarktation der Aorta) auftreten. Sofern frühzeitig eine effektive Behandlung eingeleitet wird,
kann die maligne in eine benigne Verlaufsform umgewandelt werden. Hierbei spielt es keine Rolle, wodurch der Druck gesenkt wird:
ob durch diätetische Maßnahmen, durch medikamentöse Therapie,
durch Exstirpation einer unilateral pyelonephritisch veränderten
Niere, durch Beseitigung einer Nierenarterienstenose, durch Exstirpation eines Phäochromozytoms, durch Exstirpation eines aldoste-
ronproduzierenden Tumors oder durch eine ⅞ Adrenalektomie bei
Cushing-Syndrom.

1.10.2 Die ‚benigne' Phase

Die sog. benigne Phase kann bei jeder Hochdruckform auftreten, ist
aber besonders häufig bei Patienten mittleren Alters oder bei älteren
Patienten und besonders bei denen, die eine essentielle Hypertonie
aufweisen. Die Formulierung ‚benigne' ist irreführend, da schon nur
leicht erhöhte Blutdruckwerte Komplikationen nach sich ziehen (s.
weiter unten), doch wird sie so genannt, weil der arterielle Druck in
der Regel wesentlich niedriger ist als in der malignen Phase. Exsudate und Papillenödem werden nicht beobachtet. In der Regel zeigt die
Retina keine Veränderungen außer einer Arteriosklerose unterschiedlichen Ausmaßes oder gelegentlich eines venösen Thrombus.
Die verschiedenen Einteilungsmöglichkeiten der am Augenhintergrund beobachteten Veränderungen sind der Tabelle 1.5 zu entnehmen; sie werden international verwendet.
Patienten in der frühen ‚benignen' Phase weisen in der Regel gar
keine Symptome auf, bis anläßlich einer Routineuntersuchung ein

Tabelle 1.5. Einteilung der Augenhintergrundsveränderungen bei Hypertonie **a.** herkömmliche Einteilung in 4 Stadien **b.** Einteilung der WHO

a

Stadium	Netzhautgefäße	Netzhaut	Papille
I	Leichte Schlängelung Omegaaufteilung Angedeutete „Kupferdrahtarterien"	∅	∅
II	„Gunn-Zeichen" „Salus-Zeichen" „Kupferdrahtarterien"	Vereinzelte Blutungsherde	∅
III	„Silberdrahtarterien"	Mehrere Blutungsherde „Cotton-wool-Herde"	Unscharfe Begrenzung
IV	„Silberdrahtarterien"	Mehrere Blutungsherde „Cotton-wool-Herde"	Papillenödem (Stauungspapille)

b

	Veränderungen an den Netzhautarterien	Netzhautexsudate, Blutungen	Sehnerv
Fundus hypertonicus	geringgradig bis ausgeprägt	keine	normal
Fundus hypertonicus malignus	ausgeprägt	vereinzelt bis zahlreich	normal bis Papillenödem

erhöhter Druck festgestellt wird. Häufig klagen die Patienten erst später über Kopfschmerzen, Schweißausbrüche und andere Manifestationen einer psycho-vegetativen Veränderung. Nach einer gewissen Zeit können kardiovaskuläre Komplikationen hinzukommen. Bei längerer Dauer des Hochdrucks kommt es zuweilen auch zu ischämischen Attacken und zerebralen Hämorrhagien. Andere Komplikationen sind koronare Herzerkrankung oder Linksherzver-

Tabelle 1.6. Wichtigste Ergebnisse der Veterans Administration Studie (1967)

Anzahl der Patienten[a]		Dauer der Studie	Mortalität		Morbidität[b]	
behandelt	Kontrollpersonen		behandelt	Kontrollpersonen	behandelt	Kontrollpersonen
73	70	4–24 Monate	0	4	2	27

[a] nur Männer, 30–73 Jahre
[b] schwere hypertensive Endorgankomplikationen

sagen. Beim Ausbleiben weiterer Komplikationen kann die Situation über viele Jahre stabil bleiben, auch wenn der Patient nicht behandelt wird. Ausgedehnte epidemiologische Untersuchungen haben in der Zwischenzeit jedoch nachgewiesen, daß auch bei diesen Patienten eine Behandlung notwendig ist, da die Morbiditäts- und Mortalitätsraten bei Hypertonikern jeden Lebensalters unvergleichlich viel höher sind als bei Patienten mit normalen Blutdruckwerten. Die Nierenfunktion bei diesen Patienten bleibt über viele Jahre relativ konstant. Allerdings kann gelegentlich die benigne in eine maligne Phase übergehen mit all den zuvor beschriebenen Komplikationen. Die ersten überzeugenden Beweise für den Wert einer Behandlung wurden von Fries 1967 und 1970 in der sogenannten Veterans Administration Studie erbracht (Tabelle 1.6). Die später veröffentlichten Ergebnisse haben zudem gezeigt, daß die Behandlung auch bei Patienten mit noch niedrigeren Blutdruckwerten günstig und wünschenswert ist.

1.10.3 Die maligne Phase

Die maligne Phase kann bei jeder Form des Hochdrucks, in jedem Alter und in jedem Geschlecht auftreten; sie ist bereits bei Kleinkindern beobachtet worden und findet sich am häufigsten um das 40. Lebensjahr, seltener nach dem 60. Lebensjahr. Der diastolische Blutdruck wird in der Regel bei 130 mm Hg und höher gemessen, außer bei der akuten Nephritis und der Schwangerschaftstoxämie, wo die Werte etwas niedriger sind. Oft macht der Hochdruck keine Symptome, bis schließlich Sehstörungen, Atemnot, Hämaturie, Polyurie, hypertensive Krämpfe, eine passagere ischämische Attacke oder eine zerebrale Hämorrhagie auftreten. Die Diagnose wird besonders durch die Beobachtung des Augenhintergrundes gestellt. Ein einziges großes Exsudat oder ein unilaterales Papillenödem bei einem sehr hohen arteriellen Druck sind Alarmzeichen dafür, daß die maligne Phase eingesetzt hat und die Behandlung sofort begonnen werden muß. Unterbleibt die Therapie, so nehmen die Exsudate sowohl an Anzahl wie an Größe zu, komplizieren durch Hämorrhagien und Papillenödeme, die sich bilateral ausbreiten und stärker werden, das Bild und bewirken eine Netzhauttrübung im Bereich beider Maculae. Die Sehfähigkeit läßt allmählich nach und der Patient kann erblinden. In diesem Stadium ist die Diagnose sicher, doch kann durch die Behandlung eines zusätzlich aufgetretenen Nierenschadens das klinische Bild aufgehalten werden.

Zuweilen ist das erste Zeichen der malignen Phase die Hämaturie oder das plötzliche Auftreten einer Proteinurie. Diese beiden Symptome in Verbindung mit einem sehr hohen Blutdruck stellen die sofortige Indikation zur Therapie dar. Häufig liegt bereits ein schwerer Nierenschaden vor, wenn die Retinopathie festgestellt wird. Zuweilen sind aber die Urinwerte normal und auch die Nierenfunktion unverändert. In diesen Fällen ist die Prognose – bei einer entsprechenden Therapie – sehr gut. Wird nicht behandelt, so kommt es bald zur Hämaturie, Proteinurie und eingeschränkter Nierenfunktion. Innerhalb eines Jahres nach Diagnosestellung sterben bis zu 90% der Patienten an den Folgen einer Urämie, wenn nicht eine Hämodialyse durchgeführt wird; weitere wichtige Komplikationen sind Linksherzversagen und zerebrale Hämorrhagie. Hingegen ist die Prognose für Patienten mit malignem Hochdruck gut, wenn sie rechtzeitig angemessen behandelt werden. Abbildungen 1.6.1–1.6.8 zeigen die Veränderungen im Bereich des Augenhintergrunds bei verschiedenen Phasen der Hypertonie. Die schweren Formen der malignen Hypertonie sind heutzutage aufgrund zahlreicher Aufklärungsprogramme wesentlich seltener geworden, da die Blutdruckmessung und -überwachung auch nur leicht erhöhter Werte sowohl vom Patienten als auch vom behandelnden Arzt sehr ernst genommen werden.

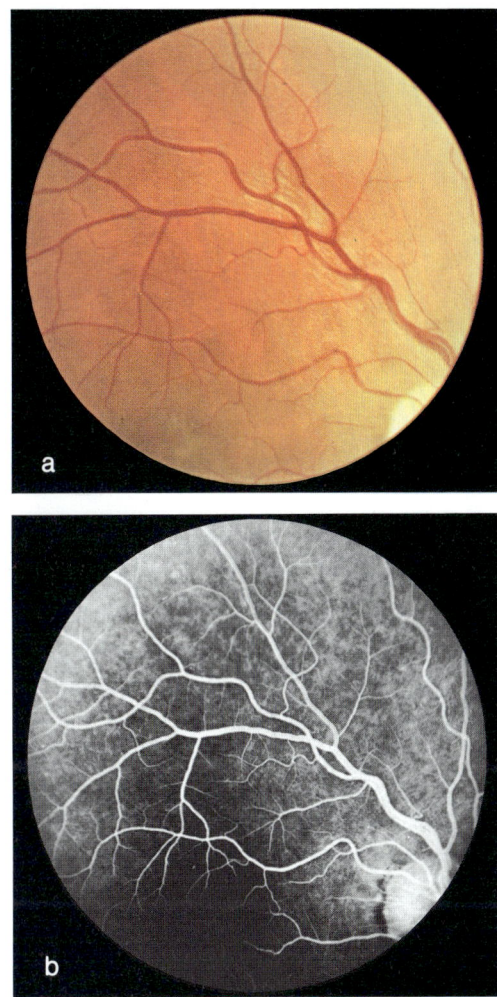

Abb. 1.6.1 a,b. **a** Augenhintergrund rechts – funktionelle Engstellung der Arterien, omegaförmige Aufteilung der Arterien. Augenhintergrundsbild bei einer 30jährigen Patientin. **b** Fluoreszenzangiogramm des gleichen Auges. Die Aufnahmen zeigen deutlicher, daß keine Lumeneinengungen vorhanden sind

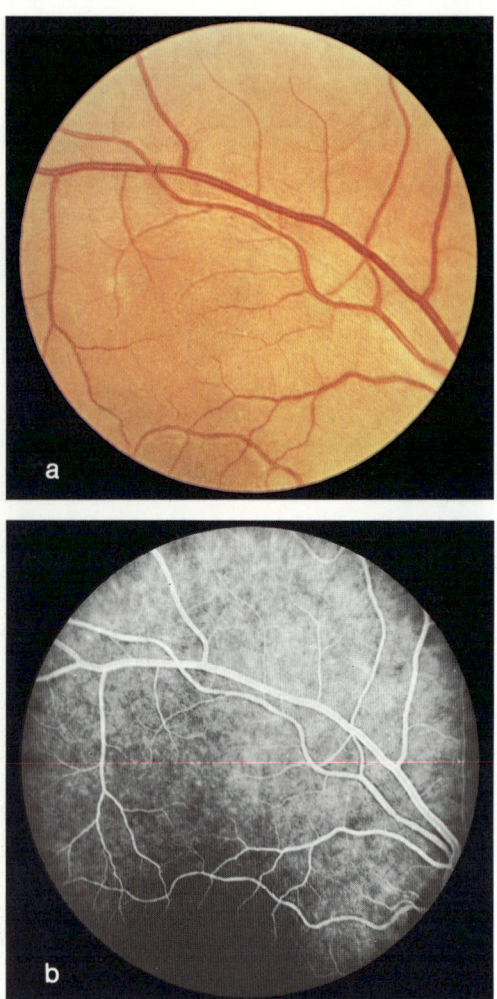

Abb. 1.6.2 a, b. **a** Augenhintergrund rechts – deutlich sind die Kaliberunregelmäßigkeiten der Arterien und Arteriolen sowie deren Engstellung. **b** Fluoreszenzangiogramm des gleichen Auges. Die vorgenannten Veränderungen sind deutlicher und in ihrem gesamten Ausmaß erkennbar

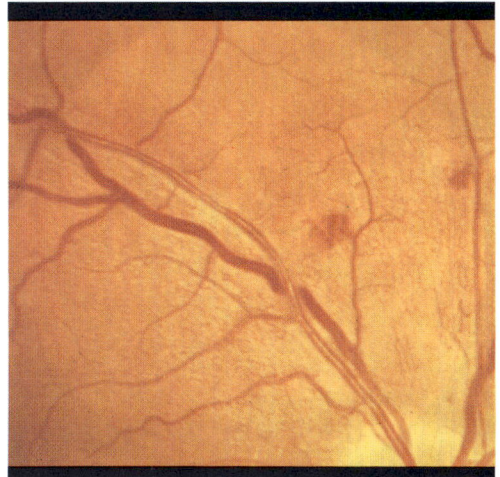

Abb. 1.6.3.

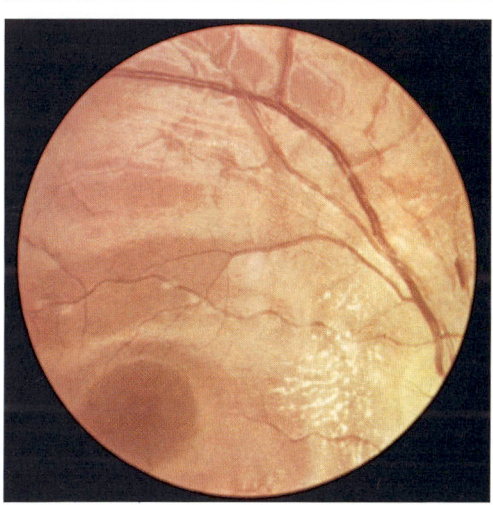

Abb. 1.6.4.

Abb. 1.6.3. Darstellung eines Gunn – Kreuzungszeichens (die Vene erscheint durch die darüberliegende Arterie in ihrem Verlauf unterbrochen). Daneben bestehen Diapedeseblutungen

Abb. 1.6.4. Beginnende Retinopathia angiospastica. Besonders auffallend sind die engen blassen Arterien; beginnende fettige Exsudationen zwischen Papille und Makula

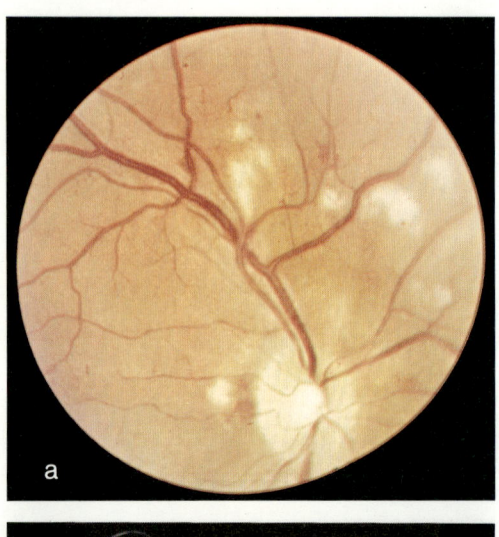

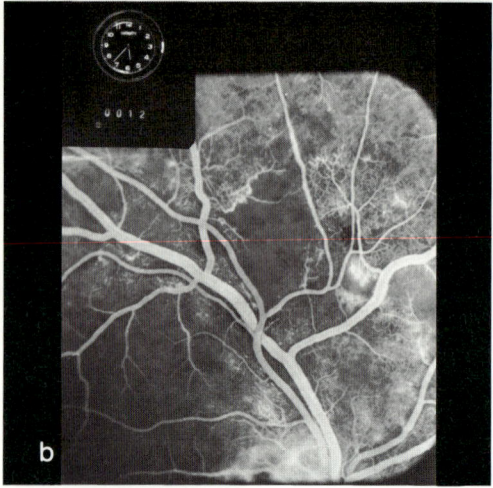

Abb. 1.6.5 a, b. a Retinopathia angiospastica. Am Augenhintergrund finden sich zahlreiche weiße flauschige Herde, sog. Cotton-wool-Exsudate. **b** Fluoreszenzangiogramm des gleichen Auges. Die Aufnahmen zeigen das Gebiet der Cotton-wool-Herde. Deutlich sind die kapillarfreien Gebiete, an deren Rand aus den verdickten Kapillaren der Farbstoff austritt (ischämische Infarkte im Bereich der Nervenfaserschicht)

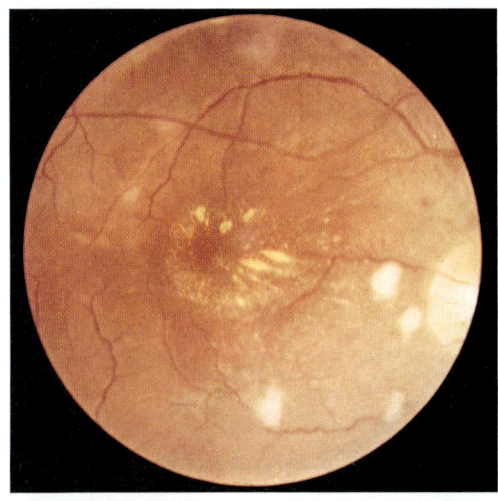

Abb. 1.6.6.

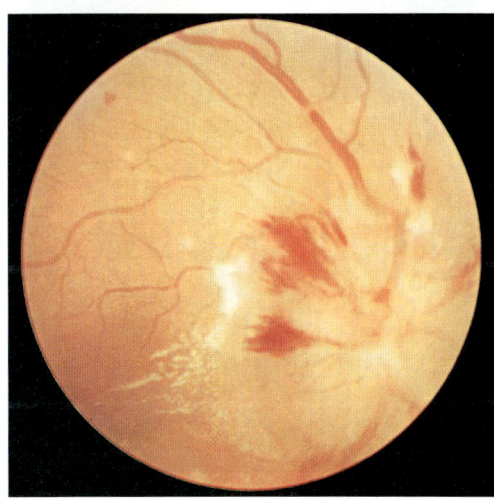

Abb. 1.6.7.

Abb. 1.6.6. Retinopathia angiospastica mit Cotton-wool-Herden und fettigen Exsudationen im Bereich der Makula

Abb. 1.6.7. Retinopathia angiospastica mit ausgeprägtem Ödem der Papille und Blutungen; sehr enge Arterien, fettige Exsudationen zwischen Papille und Makula

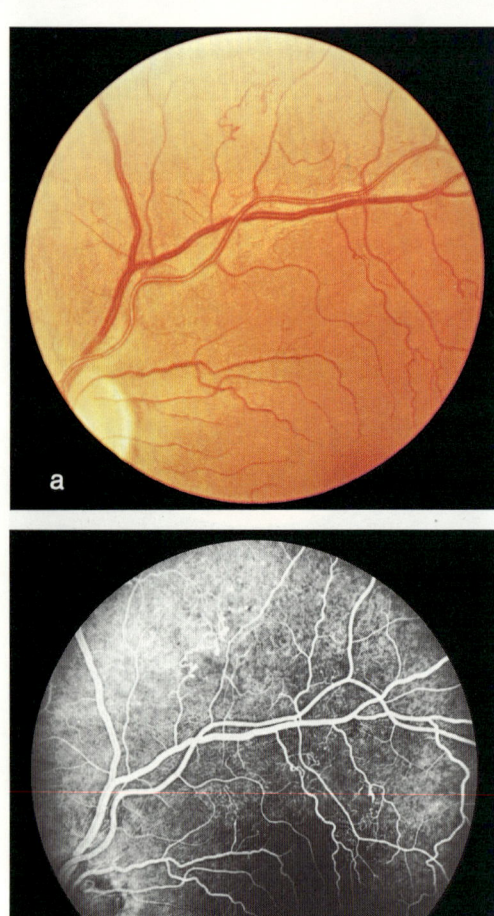

Abb. 1.6.8 a, b. **a** Am Augenhintergrund links mäßige Engstellung, verbreiterter arterieller Reflex, am oberen Bildrand eine etwas dickere, geschlängelte Vene, die als pathologisch anzusehen ist. Ophthalmoskopisch handelt es sich um einen Fundus hypertonicus II. **b** Fluoreszenzangiogramm des gleichen Auges. Hier werden neben der arteriellen Engstellung insbesondere die pathologischen Veränderungen im Kapillargebiet deutlich, die nicht nur im oberen Netzhautbereich bestehen. Aufgrund des Fluoreszenzangiogramms handelt es sich um einen Fundus hypertonicus III

2 Sekundäre Formen des Hochdrucks

Viele Ursachen der arteriellen Hypertonie konnten identifiziert werden, doch leidet nur ein kleiner Bruchteil der gesamten Hochdruckpopulation – bestenfalls 5 bis maximal 10% – an einer sekundären Hypertonie. Dennoch wird der Diagnosestellung große Bedeutung beigemessen, da viele der sekundären Formen heilbar sind und oft mit relativ starken Blutdruckerhöhungen einhergehen.

2.1 Renale Hypertonie

Die renale Hypertonie, als eine der möglichen sekundären Hochdruckformen, läßt sich pathogenetisch in folgende Gruppen einteilen:

Parenchymatöse Erkrankungen
Pyelonephritis
Akute und chronische Glomerulonephritis
Interstitielle Nephritis
Diabetische Nephropathie
Bindegewebserkrankungen
Nierentumoren (juxtaglomerulärer Zelltumor, Wilms-Tumor, Hypernephrom).
Nierenzysten (isoliert, polyzystisch)
Andere Ursachen: Gichtniere, Hämatome, Perinephritis, Ask-Upmark-Mißbildungen
Strahlennephritis

Hufeisenniere
Nierenhypoplasie

Obstruktive Veränderungen
Hydronephrose, Ureterobstruktion

Renovaskuläre Hypertonie
Nierenarteriensklerose
Fibröse Stenose (Intimafibroplasie, mediafibromuskuläre Dysplasie, Adventitiafibroplasie)
Thrombotische oder embolische Verschlüsse
Cholesterinembolisierung
Arteriitis
Aneurysma
Nierentransplantatabstoßung

Renopriver Hochdruck
akutes Nierenversagen
Anephrische Zustände

2.1.1 Parenchymatöse Erkrankungen

Eine Pyelonephritis kann sowohl über Nierenversagen als auch über Unterbrechung der intrarenalen Blutzufuhr einen Hochdruck hervorrufen. Der Schweregrad der Hypertonie muß durchaus nicht in direktem Zusammenhang zum Ausmaß der Erkrankung stehen und auch die Reninspiegel können relativ normal sein, wenn es sich nicht um sehr schwere Formen des Hochdrucks handelt. In experimentellen Tiermodellen konnte leichter eine Pyelonephritis induziert werden, wenn gleichzeitig ein Hochdruck bestand, so daß die Koexistenz der beiden Erkrankungen für die Ätiologie des Hochdrucks keine Vorbedingung sein muß.
Sowohl die akute, wie auch die chronische Glomerulonephritis können mit Hochdruck einhergehen. Bei der akuten Form scheint die Überwässerung eine wichtige Rolle zu spielen, obwohl möglicherweise auch das Renin-Angiotensin-System beteiligt ist. In der chronischen Phase ist im allgemeinen ein Hochdruck vorhanden, aber

wird erst bei stärkerer Azotämie deutlicher ausgeprägt. Die interstitielle Nephritis wird zunehmend als Ursache einer chronischen Nierenerkrankung mit Hochdruck gesehen, insbesondere bei Patienten, die einen Analgetikaabusus aufweisen. Bindegewebserkrankungen, wie z. B. Sklerodermie und Lupus erythematodes, sind ebenfalls häufig mit einem Hochdruck vergesellschaftet, und können die Entwicklung einer Niereninsuffizienz beschleunigen. Auch bei Patienten mit einer diabetischen Nephropathie findet sich häufig ein Hochdruck. Die erhöhten Blutdruckwerte stehen zumindest teilweise in Beziehung zur Einschränkung der Nierenfunktion aufgrund der intrakapillären Glomerulosklerose, obwohl bei diesen Patienten mit zunehmender Häufigkeit eine chronische Pyelonephritis gesehen wird. Die Plasmareninwerte scheinen hierbei niedrig zu sein, möglicherweise als Folge einer Volumenexpansion, einer sympathischen Neuropathie oder beider Faktoren.

Eine große Anzahl renaler Hochdruckformen geht mit einer Hyperreninämie einher. Diese Hyperreninämie findet sich u. a. aber auch beim essentiellen Hochdruck (7–10% der Fälle), der pharmakologisch induzierten Hypertonie (besonders orale Kontrazeptiva), Zuständen nach Gabe von Diuretika bzw. Kochsalzrestriktion und nach Verabfolgung von Östrogenen. Auch Zustände einer verminderten Nierendurchblutung, wie z. B. bei renovaskulärem Hochdruck, akzelerierter Hypertonie und Herzinsuffizienz weisen häufig erhöhte Reninwerte auf. Bei Nierentumoren, insbesondere beim juxtaglomerulären Zelltumor (aber auch beim Wilms-Tumor, beim Hypernephrom und bei Nierenzysten) finden sich erhöhte Reninwerte. Gelegentlich können auch bei chronischem Nierenversagen, Hydronephrose, akuter Glomerulonephritis, erhöhter sympathikoadrenerger Aktivität (Phäochromozytom, Hyperthyreoidismus) und seltener beim Cushing-Syndrom, erhöhte Plasmareninwerte gefunden werden.

Diesen Erkrankungen ist gemeinsam, daß bei Patienten mit einer sogenannten angiotensinabhängigen Hypertonie eine Angiotensinblockade (z. B. mittels Saralasin) zumindestens kurzfristig zu einer Abnahme des Blutdrucks führen kann.

Die Tumoren des juxtaglomerulären Zellapparats (Hämangioperizytome) der Niere verursachen eine schwere Hypertonie in Verbindung mit Hyperreninämie, sekundärem Aldosteronismus und deutlicher Hypokaliämie. Diese Erkrankung findet sich besonders bei jugendlichen Patienten. Die Tumoren sind in der Regel klein und können durch eine röntgenologische Untersuchung oft übersehen werden. Eine höhere Trefferrate findet sich bei der selektiven Nierenangiographie. Die Bestimmung der renalvenösen Reninaktivität ist gerade bei diesen Patienten entscheidend. Eine unilaterale Erhöhung der renalvenösen Reninkonzentration muß unbedingt nachweisbar sein, bevor die Diagnose ernsthaft in Erwägung gezogen werden kann. Insgesamt ist diese Erkrankung außerordentlich selten. Andere Ursachen einer unilateralen Hyperreninämie werden in der Regel durch klinische und angiographische Untersuchungen ausgeschlossen. Zu den Hypertonieformen mit einer unilateralen Vermehrung der renalvenösen Reninaktivität gehören die renovaskuläre Hypertonie, Nierentumoren (juxtaglomerulärer Zelltumor, Wilms-Tumor, Zysten), unilaterale Hydronephrose, unilaterale Pyelonephritis, Narben im Nierengewebe, wie z. B. nach Traumen und Kompressionen, strukturelle Mißbildungen und gelegentlich essentielle Hypertonie.

Der Wilms-Tumor kann reninähnliche Substanzen bilden und mit einem schweren Hochdruck verbunden sein. Auch extrarenale bösartige Tumoren der Nieren produzieren gelegentlich reninähnliche Hormone.

Hypernephrome und andere große intrarenale Massenverschiebungen, wie z. B. Zysten, können gelegentlich einen Hochdruck, höchstwahrscheinlich über eine Beeinflussung der renalen Zirkulation, hervorrufen, wodurch eine Stimulation der Reninfreisetzung bewirkt wird. Der Hochdruck bei polyzystischer Nierenerkrankung scheint allerdings nicht reninabhängig zu sein: nur bei einer kleinen Anzahl solcher Patienten konnten erhöhte Plasmareninwerte gemessen werden.

Bestimmte Nierenerkrankungen, die zu einer Kompression der Niere führen, wie z. B. Hämatome und Perinephritis, können ebenfalls mit Hochdruck einhergehen. Die Ask-Upmark-Mißbildung wird zur Kompression über eine sklerotische Region in der Niere. Eine fokale Zunahme der renalvenösen Reninkonzentration ist nachweisbar und der Hochdruck kann nach Angiotensinblockade, wie auch durch chirurgische Exstirpation der betroffenen Region, beeinflußt werden.

Auch jede obstruktive Uropathie kann zum Hochdruck führen. Die Hypertonie scheint bei den Patienten reninangiotensinabhängig zu sein. Sie weisen eine Abnahme des Blutdrucks nach chirurgischer Intervention auf.

2.1.2 Renovaskulärer Hochdruck

Der renovaskuläre Hochdruck ist in etwa 1–2% der Patienten mit Hochdruck nachweisbar. Obwohl renovaskuläre Läsionen bei der heranwachsenden Bevölkerung häufig zu finden sind, insbesondere bei Patienten mit hohem Blutdruck, ist der Nachweis aus klinischer Sicht nicht einfach. Die Koexistenz von renovaskulärer Läsion und Hochdruck bedeutet aber nicht unbedingt eine ursächliche Beziehung. Tatsächlich weisen 25% der normotensiven Erwachsenen und über 50% der Patienten mit Hochdruck angiographisch eine renale arterielle Läsion auf. Hier kann es sich um eine große Anzahl von arteriellen Nierenerkrankungen handeln, aber die arterielle Abnormalität ist in der Regel entweder eine Nierenarteriensklerose oder eine fibromuskuläre Stenose. Die erstere tritt besonders häufig bei Männern auf und betrifft den proximalen Abschnitt der Nierenarterien. Die letztere findet sich besonders häufig bei Frauen und befällt die mittleren und distalen Segmente der Nierengefäße, oft bis in die peripheren Äste hinein. Die fibrösen stenotischen Läsionen gehen meistens mit einer intimalen oder medialen Fibrose einher, sowie mit einer elastischen Gewebsdegeneration und aneurysmatischen Dilation der Arterie, so daß ein gänsegurgelartiges Aussehen des Gefäßes resultiert. Die fibrösen Läsionen finden sich in zunehmendem Maß bei Patienten mit Nierenstenose und sollten auch bei ihnen immer vermutet werden. Auch andere mittelgroße Arterien können an dieser Erkrankung beteiligt sein.

Die Diagnose des renovaskulären Hochdrucks kann nicht alleine auf dem Boden klinischer Kriterien gestellt werden, aber eine Reihe von klinischen Hinweisen, die im folgenden aufgezählt werden, können den Verdacht erhärten: erst vor kurzem aufgetretene Hypertonie, Beginn vor dem 20. oder nach dem 50. Lebensjahr, kürzlich diagnostizierte Verschlimmerung eines Hochdrucks, Nachweis einer akzelerierten oder malignen Hypertonie, abdominelles Gefäßgeräusch, Hypokaliämie, gleichzeitige Polyzythämie, Nierenptose. Von den genannten Anzeichen ist der Nachweis eines Geräusches im Abdominalbereich am aussagekräftigsten. Verschiedene Untersuchungen sind zur Diagnosestellung durchgeführt worden, aber alle haben wichtige Einschränkungen. Das Frühurogramm mit rascher Bildfolge und das Radioisotopennephrogramm sind sicherlich nützlich, aber können in bis zu 20% der Patienten mit tatsächlich angiographisch nachgewiesener renovaskulärer Hypertonie versagen. Die grenzwertige Empfindlichkeit und die Unkosten haben den Nutzen der intravenösen Pyelographie relativiert; letztere ist heutzutage hauptsächlich bei sehr jungen Patienten und bei solchen mit Hinweisen auf oder Symptomen von anderen Erkrankungen im Bereich der ableitenden Harnwege durchzuführen. Die Bestimmung der Plasmareninaktivität im peripheren Blut ist von untergeordneter Bedeutung, da sie bei mehr als ⅓ der Patienten mit renovaskulärer Hypertonie normal sein kann. Allerdings ist die Bestimmung nützlich bei Patienten mit gleichzeitiger Hypokaliämie, um zwischen primären und sekundären Ursachen einer Aldosteronvermehrung zu differenzieren. Im allgemeinen ist eine ausführliche Untersuchung zur Fahndung nach einem renovaskulären Hochdruck nur sinnvoll bei jungen Patienten, bei Patienten mit schweren Formen des Hochdrucks und bei solchen, die auf eine mittlere antihypertensive Therapie nicht ausreichend ansprechen. Bei diesen drei Patientengruppen ist eine renale Angiographie bzw. neuerdings auch die digitale Subtraktionsangiographie sowie die Bestimmung von renalvenösen Reninaktivitätswerten von größtem Nutzen.

Klinische Untersuchungsmöglichkeiten

Die Nierenangiographie ist ein wichtiges diagnostisches Mittel, doch sind ihre möglichen Komplikationen nicht zu unterschätzen. Deutliche arterielle Läsionen werden selten in einer Nierenangiographie übersehen, es sei denn, die Erkrankung konzentriert sich ganz auf die kleinen Gefäßabschnitte. Die häufigste Komplikation bei einer Angiographie ist die Blutung an der Einstichstelle. Um diese so gering wie möglich zu halten, sollte der Blutdruck während der Angiographie auf Werte unter 160/100 mm Hg gesenkt werden. Andere Komplikationen betreffen atheromatöse Plaques, die durch das Vorschieben des Katheters disloziert und damit zu einer Cholesterin-embolie, insbesondere in den unteren Extremitäten, führen können sowie seltener das dissoziierende Nierenarterienaneurysma.

Die mittlerweile in zunehmendem Umfang verfügbare digitale Subtraktionsangiographie mit gegebenenfalls anschließender angioplastischer Korrektur einer nachgewiesenen Stenose ist ein hervorragendes Verfahren und verspricht für die Zukunft eine noch größere Verbreitung.

Die Messung der Reninaktivität in beiden Nierenvenen gehört immer noch zu den nützlichsten Untersuchungsmethoden, um die funktionelle Signifikanz einer renovaskulären Hypertonie festzustellen. Geringfügige Unterschiede zwischen beiden Nieren können bei Patienten mit essentieller Hypertonie nachweisbar sein. Erhöhte Werte der betroffenen gegenüber der kontralateralen Niere sollten mindestens 50–100% betragen. Hinweise für eine Suppression der Reninfreisetzung aus der kontralateralen, nichtinvolvierten Niere unterstützen die Diagnose der renovaskulären Hypertonie. Medikamente, die die Reninfreisetzung stimulieren, wie z. B. Diuretika, Vasodilatoren oder Inhibitoren der Angiotensinkonversion können in typischer Weise den Unterschied zwischen beiden Seiten akzentuieren und infolgedessen die Aussage des Tests unterstreichen. Betablocker und Sympathikolytika, wie Methyldopa, Clonidin und Reserpin, sollten während einer solchen Untersuchung bzw. unmittelbar davor nicht eingenommen werden, da sie die Reninaktivität unterdrücken und infolgedessen die Seitenunterschiede vermindern. Die Verwendung von Saralasin (Sarenin), dem kompetitiven Antagonisten von Angiotensin II, kann dazu dienen, die Angiotensinabhängigkeit des Hochdrucks festzustellen. Ein positiver Test wird definiert als eine Abnahme des diastolischen Blutdrucks um mindestens 7 mm Hg nach akuter Infusion von Saralasin. Etwa 90% der Patienten mit dokumentierter renovaskulärer Hypertonie weisen einen derartigen Blutdruckabfall auf und in etwa 80% der Fälle ist es möglich, über den Blutdruckabfall präoperativ vorauszusagen, ob eine chirurgische Intervention bzw. Katheterdilation erfolgreich sein wird. Der diagnostische Wert wird aber durch die Tatsache geschmälert, daß das Natrium einen Einfluß auf die antihypertensive Reaktion ausübt: bei Natriumverarmung kommt es zu einem Blutdruckabfall, auch wenn der Hochdruck nicht angiotensinvermittelt ist.

Zusätzlich kommt es gelegentlich bei Patienten mit deutlicher Hyperreninämie zu einer Blutdrucksteigerung nach Absetzen von Saralasin, da die Angiotensin-II-Blockade durch die Elimination des negativen Rückkopplungsmechanismus von Angiotensin II zu Renin die Reninsynthese stimuliert. Die biologische Halbwertszeit von Saralasin beträgt nur wenige Minuten, während diejenige von Renin Stunden anhält; so ist ein Rebound-Phänomen der Angiotensin-II-Spiegel möglich, was eine Blutdrucksteigerung zur Folge hat.

Neben seinen angiotensinantagonistischen Wirkungen auf die glatte Muskelzelle der Arteriolen, besitzt Saralasin aber auch agonistische Wirkungen. Auch hierüber kann es nach Gabe von Saralasin bei Patienten mit niedrigreninämischer Hypertonie zu einem Anstieg des Blutdrucks kommen, obwohl Angiotensin II höchstwahrscheinlich nicht an der Aufrechterhaltung des Hochdrucks beteiligt ist. Andere Angiotensin-II-Antagonisten ohne agonistische Eigenschaften sind mittlerweile synthetisiert worden, wie z. B. das Sarkosin-I-Trionin-B-Angiotensin, aber ausführliche klinische Untersuchungen stehen noch aus. Die vor Jahren beschriebenen seitengetrennten Funktionsuntersuchungen sind nur noch von historischem Interesse.

Therapie

Die Behandlung der Patienten mit renovaskulärer Hypertonie hängt im allgemeinen davon ab, inwieweit es gelingt, den Blutdruck konservativ, d. h. mit medikamentöser Therapie zu senken. Selbst bei einer eindeutig positiven Diagnose ist es nur in etwa 70–80% der Fälle möglich, eine chirurgische Heilung zu erzielen. Die Mortalitätsrate bei renovaskulärer chirurgischer Intervention ist nicht unbedeutend und kann bis zu 5% betragen, je nach Alter und anderen gleichzeitig vorhandenen Gefäßkomplikationen. Eine konservative, nicht-chirurgische Behandlung ist immer dann gerechtfertigt, wenn es sich um eine leichte bis mittelschwere Hypertonie handelt, die mit Antihypertensiva leicht beherrscht werden kann.

Zu den Faktoren, die eine medikamentöse Therapie bei renovaskulärem Hochdruck rechtfertigen bzw. als günstig erscheinen lassen, gehören höheres Lebensalter, längere Dauer der Hypertonie, gutes Ansprechen auf eine minimale antihypertensive Therapie, gleichzeitige atherosklerotische Erkrankung, andere Gefäßkomplikationen, die Notwendigkeit einer später durchzuführenden Nephrektomie und eine stabile Nierenfunktion.

Die Verfügbarkeit von betaadrenergen Rezeptorenblockern und Inhibitoren der Angiotensin-Konvertingenzyme hat die medikamentöse Therapie dieses Krankheitsbildes besonders günstig beeinflußt und die Anzahl der Patienten, die chirurgisch behandelt werden müssen, vermindert. Eine invasive Untersuchungsmethode, wie Angiographie oder Venenkatheterisierung, sollte nur dann erwogen werden, wenn der Patient tatsächlich als Kandidat für eine chirurgische Intervention in Betracht kommt. Sinngemäß dasselbe gilt für die digitale Subtraktionsangiographie und die jetzt verfügbare angioplastische Gefäßdilation.

Einige weitere Probleme komplizieren die Entscheidung zur chirurgischen Therapie. Es kann eine bilaterale Nierengefäßerkrankung mit oder ohne kompletten Verschluß der Arterien vorliegen und die Interpretation der seitengetrennten Reninbestimmung und der seitengetrennten Nierenfunktionsprüfung erschweren. Diese Patienten weisen u. U. eine deutlich eingeschränkte Nierenfunktion auf und die Entscheidung zur chirurgischen Intervention kann sowohl vom Schweregrad des Hochdrucks als auch vom Ausmaß der Nierenfunktionseinschränkung abhängen. Oft liegt eine fortschreitende atherosklerotische Nierenarterienerkrankung vor. Bei hochgradiger stenotischer Läsion einer Nierenarterie und durchgängigem kontralateralem Hauptstamm der Nierenarterie stellt eine rekonstruktive chirurgische Intervention bei manchen Patienten mit eingeschränkter Nierenfunktion das beste Vorgehen dar. Dagegen scheint zuweilen eine einfachere Exstirpation der kontralateralen infarzierten Niere gerechtfertigt, insbesondere wenn eine unilaterale Hyperreninämie dieser Niere vorliegt. Bei den Läsionen auf dem Boden einer fibromuskulären Hyperplasie kann das Fortschreiten der arteriellen Erkrankung langsamer sein als das bei atherosklerotisch bedingten Gefäßerkrankungen. Diese Läsionen befallen eher die distalen Segmente und Verästelungen der Nierenarterie, so daß ein chirurgisches Vorgehen technisch zuweilen sehr schwierig ist.

Der Erfolg der aortorenalen Bypass-Operation hängt z. T. davon ab, ob im Bereich der Aorta intakte Regionen sind, die das Einsetzen des Kunststoffgefäßes ermöglichen. Handelt es sich jedoch um eine bereits fortgeschrittene Erkrankung der Aorta, so sind solche Inversionsmöglichkeiten oft nicht mehr gegeben, so daß Anastomosen in andere Arterienbereiche, besonders die hepatischen, splenischen oder hypogastrischen Gefäße, in Betracht gezogen werden müssen. Es ist auch möglich, eine Autotransplantation der Nieren in das Bekken vorzunehmen.

Ein neues, technisch relativ einfaches therapeutisches Vorgehen ist die Angioplastie der Nierenarterie, die auch bei Patienten mit konzentrischer Stenose der Hauptstammarterie angewendet werden kann. Das Gefäß wird mit einem Ballonkatheter dilatiert, der unter fluoroskopischer Kontrolle in den stenotischen Bereich vorgeschoben wurde. Diese Technik wird sich wahrscheinlich bei vielen Patienten bewähren. Zu den Komplikationen gehören u. a. die Cholesterinembolie in der Niere selbst, eine Thrombosierung der Nierenarterie oder eine tatsächliche Ruptur der Nierenarterie. Infolgedessen ist es notwendig, diesen Eingriff mit einem gefäßchirurgisch erfahrenen, für den Notfall bereitstehenden Team zeitlich abzusprechen.

2.1.3 Renopriver Hochdruck

Ein Hochdruck kann eine Niereninsuffizienz verursachen, sofern eine ausgedehnte Nephrosklerose besteht. Ungefähr 10–20% aller Patienten mit Hochdruck sterben an dieser Komplikation. Ein Hochdruck kommt auch bei Patienten mit chronischem Nierenversagen jeglicher Genese häufig vor. Bei diesen Patienten ist die Volumenexpansion der Hauptfaktor, der zum Hochdruck führt; der Hochdruck kann in der Regel durch eine adäquate Dialysebehandlung unter Kontrolle gehalten werden. Allerdings kann in etwa 10% der Fälle der Hochdruck reninabhängig sein und die durch die Hämodialyse herbeigeführte Volumenverminderung nicht ausreichen, um den Hochdruck günstig zu beeinflussen. In extremen Fällen, in denen antihypertensive Medikamente nicht ausreichen, kann eine bilaterale Nephrektomie erwogen werden, obwohl mit der Verfügbarkeit sehr potenter Vasodilatoren, wie z. B. Minoxidil und Konvertingenzyminhibitoren, dieses Vorgehen heute nur noch in den seltensten Fällen gerechtfertigt erscheint. Eine durch Dialyse induzierte, teils schwere Hypertonie kommt ebenfalls gelegentlich vor, höchstwahrscheinlich auf dem Boden einer vermehrten Reninfreisetzung. Die Gabe von Angiotensinblockern wird in der Regel diese Form des Hochdrucks beherrschen. Eine sog. renoprive Hypertonie entwickelt sich bei manchen Patienten mit bilateraler Nephrektomie. Die Volumenexpansion kann bei dieser Form des Hochdrucks eine Rolle spielen, aber auch andere Faktoren, wie eine Abnahme der renalen Vasodilatormechanismen, z. B. renal produzierte Prostaglandine und andere vasodilatorisch wirksame Lipide, sind hier als mögliche Ursachen in Betracht zu ziehen. Der Hochdruck bei Patienten mit chronischer Nierenerkrankung kann nach einer erfolgten Nierentransplantation besonders schwer werden. Verschiedene Ursachen kommen dafür in Betracht. Die hohen Steroidgaben, die notwendig sind, um eine Transplantatabstoßung zu verhindern, sind sicherlich von Bedeutung, da sie eine Salz- und Wasserretention bewirken. Die Abstoßung des Transplantats kann auch mit einer relativen renalen Ischämie einhergehen, die über die Beteiligung der kleinen Gefäße an der Abstoßung zustande kommt. Eine Obstruktion der ableitenden Harnwege und eine Niereninfektion stellen zusätzliche Schwierigkeiten dar. Desweiteren kann es auch im Gefolge der chirurgisch-technischen Probleme zu einer Nierenarterienstenose in der transplantierten Niere kommen, so daß ein rekonstruktives Vorgehen notwendig wird.

2.2 Endokrine Formen des Hochdrucks

Zu den endokrinen Formen des Hochdrucks gehören
Mineralokortikoidhochdruck: Aldosteronexzeß (primärer Aldosteronismus, idiopathischer Aldosteronismus, kongenitaler Aldosteronismus [glukokortikoidabhängig], aldosteronproduzierendes Nebennierenrindenkarzinom, Akromegalie); Desoxykortikosteronexzeß (idiopathische, ektopische ACTH-produzierende Tumoren, 17-Hydroxylasemangel, 11-Hydroxylasemangel, Cushing-Syndrom [selten], 18-Hydroxy-Desoxykortikosteronexzeß, Liddle-Syndrom)

Katecholaminexzeß: Phäochromozytom, Neuroblastom, sympathikomimetische Medikamente, Monoaminoxydaseunterdrückung bei Tyramin

Östrogenexzeß: orale Kontrazeptiva, andere orale Östrogentherapie

2.2.1 Mineralokortikoidhochdruck

Primärer Aldosteronismus (Conn-Syndrom)

Bei dieser Erkrankung handelt es sich um die häufigste Hochdruckursache der Nebennieren; sie kommt bei etwa 1% aller Hochdruckpatienten vor. In etwa 75% der Fälle liegt ein isoliertes aldosteronproduzierendes Adenom vor, in den restlichen 25% meist eine noduläre Hyperplasie einer oder beider Nebennierenrinden (sog. idiopathischer Hyperaldosteronismus). In den seltensten Fällen ist der aldosteronproduzierende Tumor ein Karzinom.

Zu den wichtigsten klinischen Charakteristika des Syndroms gehören eine spontane Hypokaliämie, Kaliumwerte im Serum von 3,0 mmol/l oder weniger nach Gabe von Thiaziddiuretika, Muskelschwäche, Herzrhythmusstörungen, Polyurie, metabolische Alkalose und Tetanie sowie verminderte Glukosetoleranz.

Die sog. spontane Hypokaliämie ist bei den meisten Patienten mit diesem Syndrom vorhanden; bei einigen kann sie auch intermittierend auftreten, insbesondere, wenn eine natriumarme Diät eingehalten wird. Diese Hypokaliämie kann leicht übersehen werden, wenn die Kaliumbestimmungen nicht in regelmäßigen Abständen durchgeführt werden. Eine schwerere Hypokaliämie (Kaliumwerte unter 3,0 mÄq/l), wie sie als Folge einer Thiazidtherapie vorkommt, ist bei den Patienten ebenfalls häufig vorzufinden. Die deutliche Kaliumverarmung des Organismus führt u. a. zu Muskelschwäche, Herzrhythmusstörungen, metabolischer Alkalose, Tetanie und gelegentlich sogar zu einer intermittierenden Lähmungserscheinung. Die chronische Kaliumverarmung kann ebenfalls zu einer Schädigung der Nierentubuli mit verminderter Fähigkeit zur Urinkonzentration führen, so daß daraus eine Polyurie resultiert. Auch die Insulinfreisetzung kann gestört sein, so daß bei mindestens der Hälfte der Patienten eine verminderte Glukosetoleranz nachweisbar ist. Abnorm niedrige Plasmareninwerte sind ein wichtiges Merkmal dieser Erkrankung. So sind die Trias Hypertonie, Hypokaliämie und niedrige Plasmareninkonzentration ein deutlicher Hinweis auf eine durch Mineralokortikoidexzeß induzierte Form des Hochdrucks, obwohl auch andere Formen der Hyporeninämie bei Hochdruckpatienten (sog. niedrig-reninämische Hypertonie) mit in Betracht gezogen werden müssen. Die Diagnose bestätigt sich durch Messung der Plasmaaldosteronspiegel. Ein genaueres Bild der von der Nebennierenrinde produzierten Aldosteronmengen ergibt jedoch die Bestimmung der Aldosteronsekretionsraten oder der Aldosteronmetabolite im Urin. Werden nur die Plasmawerte verwendet, so stellt die Infusion von 2 l isotonischer Kochsalzlösung über einen Zeitraum von 2–4 h eine brauchbare Methode dar, weil bei Patienten mit primärem Aldosteronismus in der Regel keine Suppression der zirkulierenden Aldosteronkonzentration stattfindet, wohingegen bei Patienten mit erhöhten Aldosteronwerten meist eine Senkung der Spiegel bis auf Normalwerte eintritt. Dieses Vorgehen ist jedoch wegen der starken Volumenbelastung nicht immer anwendbar. Patienten unter Thiaziddiuretika sollten das Diuretikum unbedingt bis zu 1 Monat vor irgendwelcher Hormonbestimmung weglassen. Die Kaliumbestimmungen im Urin sind bei Patienten mit Hypokaliämie auch als Diagnostikum propagiert worden: wenn nach Absetzen des Diuretikums mehr als 30 mmol Kalium/24 h ausgeschieden werden, ist die Anwesenheit eines Mineralokortikoidexzesses wahrscheinlich. Ebenso kann man untersuchen, ob die therapeutische Gabe von Spironolacton (200–400 mg/Tag über 2–4 Wochen) zum Erfolg führt, aber die durch den Aldosteronantagonisten üblicherweise induzierte Abnahme des Blutdrucks gilt nicht als spezifische Reaktion bei primärem Aldosteronismus (Ausnahmen scheinen Patienten mit bilateraler nodulärer Hyperplasie zu bilden).

Es ist wichtig, bei der Differentialdiagnose des primären Aldosteronismus zwischen einem solitären Adenom und einer bilateralen multinodulären Hyperplasie zu unterscheiden, da der Hochdruck bei der letzteren Variante nicht gut auf chirurgische Exstirpation der Nebennieren anspricht. Patienten mit einer nodulären Hyperplasie weisen in der Regel weniger stark ausgeprägte Manifestationen des Aldosteronexzesses auf, doch sind solche Kriterien oft nicht ausreichend, um eine Differenzierung vorzunehmen. Die Nebennierenangiographie und -phlebographie sind mögliche diagnostische Mittel, aber gerade die letztere kann trotz ihrer Nützlichkeit zur Lokalisation eines Nebennierentumors häufig zu einer Nebennierenblutung führen und sollte daher vermieden werden. Zum gegenwärtigen Zeitpunkt ist das diagnostische Vorgehen der Wahl die Katheterisierung der Nebennierenvene, um venöses Blut zur Bestimmung der Aldosteronkonzentration zu gewinnen. Eine genaue Differenzierung zwischen unilateralen und bilateralen Tumoren ist mit dieser Methode allerdings nicht möglich. Die Nebennierenszintigraphie mit ^{131}Jod-6-Beta-Jodomethyl-19-Norcholesterol kann ebenfalls sehr wertvoll sein. Das radioaktiv markierte Derivat von Cholesterol reichert sich in der Nebenniere an und innerhalb der nächsten 24 h kann in der Szintigraphie ein Tumor nachgewiesen werden. Eine gleichzeitige Unterdrückung der Nebennierenrindenfunktion durch Gabe von Dexamethason unterdrückt dessen Aufnahme in eine normale Niere und unterstreicht die unterschiedliche Kontrastmittelanreicherung in der durch Tumor veränderten und der normalen Nebenniere. Die Computertomographie hat sich als eine weitere wichtige diagnostische Maßnahme erwiesen, umso mehr, als sie zu den nichtinvasiven Techniken gehört. Eine chirurgische Therapie ist bei vielen Patienten mit solitärem Adenom gerechtfertigt, doch in 10–15% aller Fälle kann der Hochdruck damit nicht geheilt werden. Bei vielen Patienten, insbesondere mit leichtem Hochdruck, kommt eine medikamentöse Therapie des primären Aldosteronismus in Frage, da der Blutdruck besonders auf Gabe von Spironolacton und anderen Diuretika günstig reagiert. Eine häufig vorkommende Nebenwirkung bei Männern ist die Gynäkomastie bei Gaben mittlerer bis hoher Dosen von Spironolacton; daher ist es oft für eine Langzeittherapie ungeeignet. Zusätzlich kann die Hypokaliämie außer Kontrolle geraten, wenn gleichzeitig Thiaziddiuretika eingenommen werden.

Enzymdefekte und Hochdruck

Der durch *17-Alpha-Hydroxylasemangel* hervorgerufene Hochdruck stellt einen genetischen Defekt dar und geht mit Hypertonie, Hypokaliämie und verminderter Plasmareninaktivität einher. Die Aldosteronsekretionsraten sind niedrig, aber es kommt zu erhöhter Produktion von Desoxykortikosteron (DOC). Aufgrund der gestörten

17-Alpha-Hydroxylierung kommt es zusätzlich zu einer verminderten Synthese der Geschlechtshormonpräkursoren, wie 17-Alpha-Hydroxypregnelonon und Hydroxyprogesteron, so daß eine Gonadeninsuffizienz auftreten kann. Diese Diagnose wird erst nach der Pubertät gestellt, wenn sich die sekundäre Geschlechtsentwicklung als inadäquat erweist. Die Behandlung solcher Patienten mit Glukokortikoiden reicht in der Regel aus, um den Hochdruck und die Hypokaliämie zu korrigieren.

Aus einer verminderten Aktivität der *11-Betahydroxylase* in der Nebennierenrinde resultiert eine verminderte Konversion von 11-Betadesoxykortisol zu Kortisol und ebenso eine verminderte Umwandlung von DOC zu Kortikosteron. Die vermehrten DOC-Mengen scheinen für den Hochdruck verantwortlich zu sein. Eine gesteigerte Androgenproduktion kommt ebenfalls als Folge des enzymatischen Defekts vor, so daß Anzeichen einer extremen Virilisierung bereits in der Kleinkindzeit möglich sind. Der Überschuß an DOC kann auch mit anderen Nebennierenrindentumoren sowie ektopischen ACTH-produzierenden Tumoren, aber auch gelegentlich mit dem Cushing-Syndrom vergesellschaftet sein.

18-Hydroxy-DOC-Hochdruck ist charakterisiert durch Hochdruck, niedrige Plasmareninaktivität und niedrige Aldosteronsekretionsraten zusammen mit einer vermehrten Sekretion von 18-Hydroxy-DOC. 18-Hydroxy-DOC ist ein relativ schwaches Mineralokortikoidhormon, das dennoch für den Hochdruck bei diesen Menschen verantwortlich zu sein scheint. Gelegentlich tritt auch Hypokaliämie auf.

Das *Liddle-Syndrom* ist eine seltene familiäre Erkrankung, die auf einer vermehrten Neigung der Niere zur Natriumkonservierung beruht. Das klinische Bild kann dem des primären Aldosteronismus ähneln und geht mit Hypertonie, Hypokaliämie und verminderter Plasmareninaktivität einher, doch ist der Hochdruck in diesem Fall mit Spironolactongabe nicht beeinflußbar.

Niedrigreninämische Hypertonieformen

Die Hypertonie mit niedriger Reninaktivität findet sich beim essentiellen Hochdruck (20–25%), bestimmten Rassen (40–45% bei Negern), verminderter Nierenmasse, verminderter Ansprechbarkeit auf

Renin, im Alter, bei chronischer Nierenerkrankung und bei Diabetes mellitus. Doch auch eine verminderte sympathische adrenerge Aktivität, entweder idiopathisch oder als Folge von medikamentöser Therapie (z. B. Betablocker, Clonidin, Methyldopa, Reserpin), oder Mineralokortikoidexzeßsyndrome kommen ursächlich in Frage; zu den letzteren gehören neben dem primären Aldosteronismus auch der idiopathische und der kongenitale Aldosteronismus sowie das Nebennierenrindenkarzinom und gelegentlich eine Akromegalie. Zum DOC-Überschuß kommt es bei Nebennierenadenom, ektopischen ACTH-produzierenden Tumoren, 17-Alpha-Hydroxylasemangel, 11-Betahydroxylasemangel sowie bei 18-Hydroxydopaüberschuß. Gelegentlich ist dieser Zustand auch beim Cushing-Syndrom, Akromegalie, Lakritzenabusus (Glyzerinsäure) und Liddle-Syndrom zu beobachten.

Es ist bekannt, daß etwa 20–25% aller Patienten mit Hochdruck abnorm niedrige Reninaktivitätswerte aufweisen, aber die Bedeutung dieser Beobachtung ist noch nicht geklärt. So wurde postuliert, daß niedrige Reninaktivitäten nur die Anwesenheit von irgendeinem bislang nicht identifizierten Mineralokortikoid widerspiegeln; doch nur in einem Bruchteil der Patienten (weniger als 5% der gesamten niedrigreninämischen Population) konnte mit Sicherheit ein Mineralokortikoidüberschuß nachgewiesen werden. Das vermehrte Vorkommen von Nebennierenrindenadenomen bei gleichzeitig niedrigem Renin und Hochdruck führte zu der Beobachtung, daß diese Patienten eher auf Spironolacton und die Nebennierenrindeninhibitoren, wie Aminoglutethimid und Trilostan ansprechen. Andererseits konnten aber keine deutlichen Beweise für einen Mineralokortikoidexzeß erbracht werden.

Im Laufe des Alters nimmt die Plasmareninaktivität ab, möglicherweise als Folge einer verminderten Nierenmasse oder einer verminderten Ansprechbarkeit des juxtaglomerulären Apparats. Bei der Mehrzahl der Patienten mit niedrigreninämischem Hochdruck kann diese Erklärung als ausreichend angesehen werden. Genetische Faktoren können ebenfalls eine Rolle spielen, da die Plasmareninaktivität sowohl bei normotensiven als auch bei hypertensiven Negern deutlich niedriger ist als bei Weißen. Hinweise auf eine verminderte sympathische Aktivität bei niedrigreninämischer Hypertonie und bei primärem Aldosteronismus konnten in einer Reihe von Untersuchungen gefunden werden und es ist durchaus möglich, daß die verminderte Plasmareninaktivität bei einigen dieser Patienten lediglich eine verminderte sympathische Stimulation der Nieren reflektiert. Beobachtungen unterstützen die Annahme, daß ältere Patienten mit niedrigreninämischer Hypertonie in der Regel eine normale periphere sympathische Aktivität aufweisen, aber bei bestimmten jüngeren Patienten konnte eine deutliche Abnahme sowohl der sympathischen, als auch der Reninaktivität gefunden werden. In der letzteren Gruppe scheint tatsächlich ein Mineralokortikoidüberschuß vorzuliegen.

Um eine niedrigreninämische Hypertonie zu diagnostizieren, sollten Reninmessungen unter Ruhe-, insbesondere aber unter Stimulationsbedingungen vorgenommen werden. Eine natriumarme Diät unterstreicht das Ergebnis. Wenn man die gemessenen Werte in einem Normogramm aufträgt und die 24-h-Natriumausscheidung mit der von Kontrollpersonen vergleicht, so ergibt sich gewöhnlich eine Einteilung in niedrig- und normalreninämische Gruppen. Eine einfachere Methode ist die Gabe des Schleifendiuretikums Furosemid (80 mg oral) und die Entnahme von Blut zur Bestimmung der Reninaktivität nach 3 h. Ein Wert unter 2,5 ng/ml/h ist in der Regel als abnorm niedrig anzusehen. Da eine große Anzahl von Antihypertensiva die Plasmareninaktivität unterdrücken können, müssen sie vor diesen Bestimmungen abgesetzt werden. Dazu gehören die beta-adrenergen Rezeptorenblocker und Sympathikolytika wie Methyldopa, Clonidin und Reserpin.

Zusätzlich zu den diagnostischen Möglichkeiten einer niedrigreninämischen Hypertonie müssen bestimmte therapeutische Prinzipien berücksichtigt werden. Diese Patienten reagieren in der Regel besser auf eine Therapie, die von einer negativen Natriumbilanz begleitet ist, wie z.B. durch diätetische Kochsalzrestriktion und Gabe von Diuretika. Der prognostische Wert der Plasmareninaktivitätsbestimmung bei Hochdruck, der sich auf erste Ergebnisse vor etwa einem Jahrzehnt stützt, die besagten, daß Patienten mit essentieller Hypertonie und niedrigem Renin ein vermindertes Risiko zur Entwicklung von Schlaganfällen und Myokardinfarkt tragen, konnte bisher in Folgestudien nicht bestätigt werden.

2.2.2 Phäochromozytom

Das Phäochromozytom ist ein Tumor des chromaffinen Gewebes, der durch eine überstarke Katecholaminproduktion einen Hochdruck hervorruft. Die Inzidenzrate liegt höchstwahrscheinlich nur bei 0,1–0,3% der gesamten Hochdruckpopulation, die Bedeutung dieser Hochdruckform beruht jedoch auf der durch chirurgische Intervention möglichen kompletten Heilung. Die Tumoren entstammen in etwa 90% der Fälle dem Nebennierenmark, können aber auch in anderen Organsystemen vorkommen, wie z. B. dem Zuckerkandel-Organ, sowie den paraganglionären Zellen entlang dem sympathischen Bruststrang. Ungewöhnliche, gelegentlich beobachtete Lokalisationen sind in der Harnblase, im Thoraxbereich und entlang der Aorta oder den Karotiden. Neuroblastome und Ganglioneurome können ebenfalls einen Überschuß an Adrenalin produzieren und infolgedessen einen Hochdruck verursachen.

Symptomatik

Die häufigsten Symptome und Zeichen eines Phäochromozytoms sind Kopfschmerzen, extreme Schweißneigung, paroxysmal auftretende hypertensive Episoden, orthostatische Hypotonie, Tachykardie, Temperaturerhöhung und verminderte Kohlehydrattoleranz. Eine ungewöhnlich hohe Blutdrucksteigerung während einer Routineuntersuchung beim Arzt, insbesondere nach abdomineller Palpation, einem chirurgischen Eingriff oder nach einer Geburt sollte an diese Erkrankung denken lassen, ebenso wie paradoxe, hypertensive Reaktionen nach Gabe von Antihypertensiva, wie z. B. Betablocker, Methyldopa, Guanethidin und Ganglienblocker. Allerdings kann ein Phäochromozytom auch unter dem Bild eines Dauerhochdrucks auftreten. Die Erkrankung kommt in 5–10% der Fälle familiär vor mit autosomal-dominantem Vererbungsmuster. Bei mehr als einem Drittel dieser Patienten treten bilaterale Nebennierenmarkstumoren auf, obwohl nur etwa 10% der Phäochromozytome multipel oder bilateral sind. Familiär bedingte Phäochromozytome können mit anderen Erkrankungen der Neuralleiste einhergehen. Hierzu gehören medulläre Karzinome der Schilddrüse und Tumoren oder Hyperplasie der Nebenschilddrüse, ein Symptomenkomplex, der als multiple endokrine Adenomatose II (MEA) bezeichnet wird. In anderen Fällen kann es gleichzeitig zur Bildung von Neuronen der Schleimhaut kommen sowie einer Verdickung der Kornealnerven oder einer marfanähnlichen Symptomatik. In sehr seltenen Fällen wurde auch ein Cushing-Syndrom beobachtet, höchstwahrscheinlich als Folge einer ektopischen ACTH-Produktion durch diese Tumoren. Eine vermehrte Häufigkeit des Phäochromozytoms ist auch bei einer Reihe von anderen Erkrankungen nachweisbar, wie z.B. der von Hippel-Lindau-Erkrankung, der Neurofibromatose, den Café-au-lait-Flecken und der Koarktation der Aorta.

Zu den vielen Erkrankungen, die zusammen mit einem Phäochromozytom auftreten können, gehören Neurofibromatose, medulläres Schilddrüsenkarzinom, Nebenschilddrüsenadenom und -hyperplasie, Schleimhautneurome, Verdickung der Kornealnerven, Cushing-Syndrom, Marfan-Syndrom, zerebelläre Hämangioblastome, retinale Angiome, Koarktation der Aorta, Turner-Syndrom, Cholelithiasis und von Hippel-Lindau-Erkrankung.

Die Diagnose eines Phäochromozytoms muß biochemisch erfolgen, da die klinische Symptomatik oft nicht ausreicht. Die Messung der Metanephrinausscheidung ist nach wie vor die nützlichste Untersuchungsmethode, die im Vergleich mit den verschiedenen anderen im Urin nachweisbaren Metaboliten der Katecholamine den höchsten Empfindlichkeitsgrad besitzt. Bei allen Patienten, die irgendwelche Anzeichen auf ein Phäochromozytom aufweisen, sollten wenigstens einige Katecholamine im Urin bestimmt werden. Obwohl die 24-h-Urinsammlung wünschenswert ist, können auch Einzelbestimmungen im Urin erfolgen und die Resultate mit der Kreatininausscheidung korreliert werden. Eine große Anzahl von Medikamenten und anderen Substanzen können mit den Ergebnissen interferieren und infolgedessen zu Unsicherheiten in der Diagnosestellung führen. Bei einer deutlich eingeschränkten Nierenfunktion kann die im Harn ausscheidbare Katecholaminmenge vermindert sein, was falsch negative Ergebnisse zur Folge hat. Vermehrte Katecholaminmengen dagegen können bei verschiedenen Situationen vorkommen, insbesondere bei sehr ängstlichen Patienten. Die Einschränkung der Kreislauf- und Pulmonalfunktion kann ebenfalls mit einer deutlichen Stimulation der Katecholaminfreisetzung einhergehen, obwohl hierbei in der Regel keine Verwechslung mit dem Phäochromozytom vorkommt. Der Hochdruck, der bei Rückenmarksverletzung, erhöhtem intrakraniellem Druck und Delirium tremens auftritt, ist wohl über eine erhöhte sympathikoadrenale Aktivität mit folgender vermehrter Katecholaminfreisetzung zu erklären. Auch Neuroblastome können vermehrt Adrenalin freisetzen und zu einem sekundären Hochdruck führen. Eine vermehrte Ausscheidung von Vanillinmandelsäure, dem Metaboliten von Dopamin, findet sich auch bei Neuroblastomen.

Bei Familienmitgliedern von Patienten mit Phäochromozytom oder MEA-Syndromen muß die Metanephrinausscheidung im Urin auch dann gemessen werden, wenn ein Hochdruck nicht nachweisbar ist. Zusätzlich sollte man auch die Plasmakalzitoninspiegel bestimmen, um ein begleitendes medulläres Schilddrüsenkarzinom auszuschließen. Die pharmakologisch-diagnostischen Methoden sind nur von bedingtem Wert und sollten nur noch bei den Patienten, die eine paroxysmale Hypertonie aufweisen, durchgeführt werden, wobei die pharmakologische Intervention nur während der normotensiven Phase möglich ist. Der Provokationstest durch Gabe von Histamin (0,025 mg i. v.) steht hier an erster Stelle, doch sollte er nur von entsprechend geschulten Ärzten durchgeführt werden und geeignete Maßnahmen für den Fall einer starken Blutdrucksteigerung vorbereitet sein. Eine Zunahme des Blutdrucks von über 50/25 mm Hg nach einem Kältetest ist als sehr verdächtig für das Vorliegen eines Phäochromozytoms anzusehen, obwohl falsch-positive und auch falsch-negative Resultate nicht selten sind. Die Stimulation mit Glukagon (0,5–1,0 mg i. v.) wird in der Regel besser vertragen, ist aber nicht so empfindlich wie der Histamintest. Das Verabfolgen von Phentolamin (Regitin) zu diagnostischen Zwecken wird wegen der Gefahr extremer hypotensiver Reaktionen nicht mehr empfohlen.

Die genaue Lokalisationsdiagnostik des Phäochromozytoms ist insbesondere bei jüngeren Patienten mit einer familiären Phäochromozytom-Anamnese oder bei Patienten mit MEA-Syndromen ein aufwendiges Unterfangen, da bei diesen Gruppen die Inzidenzrate von extraadrenalen oder multiplen Phäochromozytombildungen hoch ist. Die Bestimmung der individuellen Norepinephrin- und Epinephrinabkömmlinge im Urin empfiehlt sich gelegentlich, wenn nach einer extrarenalen Tumorbildung gefahndet werden soll. Das n-methylierende Enzym, das an der Konversion von Norepinephrin zu Epinephrin beteiligt ist, entstammt der Nebenniere und eine nicht-adrenale Tumorbildung ist sehr wahrscheinlich, wenn die Norepinephrinderivate mehr als 80% der Gesamtkatecholamine ausmachen. Die i.v. Pyelographie mit oder ohne Tomographie und auch die Ultraschalluntersuchung haben sich bedingt als nützlich erwiesen. Die Computertomographie dagegen ist augenblicklich die wichtigste nichtinvasive Methode, um diese Tumoren auch in kleiner Größe sichtbar zu machen.

Die selektive Angiographie ist zwar auch von Wert, wird aber aufgrund der genannten moderneren Entwicklung seltener durchgeführt. Auch besteht die Gefahr, mit dieser Methode eine schwere hypertensive Reaktion auszulösen; daher sollten die Patienten entweder mit einem alphaadrenergen Blocker vorbehandelt werden oder es muß eine Phentolamininfusion vorbereitet sein, um eine hypertensive Notfallreaktion zu kupieren. Die Blutentnahme mit selektivvenöser Katheterisierung zur Katecholaminbestimmung ist außerordentlich nützlich zur Tumorlokalisation und sollte dann in Betracht gezogen werden, wenn Plasmakatecholaminbestimmungen möglich sind. Auch kleine oder mehrere Tumoren können durch dieses Vorgehen diagnostiziert werden. Werden Alphablocker verabfolgt, ist zu beachten, daß die zirkulierenden Katecholaminmengen signifikant zunehmen und infolgedessen die Interpretation der Ergebnisse erschweren können.

Eine ungewöhnliche Lokalisation, die oft der Diagnostik entgeht, ist z.B. das Phäochromozytom in der Harnblase. Patienten, die nach dem Wasserlassen eine Blutdrucksteigerung aufweisen, sollten zystoskopiert werden, wobei wegen eines gelegentlichen Einwachsens in die Schleimhaut die Beurteilung sehr erschwert sein kann.

Therapie

Das chirurgische Vorgehen wird oft durch erhebliche Blutdruckschwankungen kompliziert, wobei sowohl hypertensive Krisen als auch hypotensive Schockreaktionen in der perioperativen Periode möglich sind. Die Patienten sind im allgemeinen sehr empfindlich gegenüber einer Reihe von diagnostischen Maßnahmen und Behandlungsmethoden, zu denen u.a. auch die Palpation des Tumors, die präoperative Medikation und die Anästhesie gehören.

Die präoperative Behandlung des Hochdrucks mit alphaadrenergen Blockern wie Phenoxybenzamin sollte bis zum Tag des chirurgischen Eingriffs durchgeführt und dann unmittelbar vor der Operation auf das kürzerwirkende Medikament Phentolamin umgesetzt werden, um ein zu starkes Absinken des Blutdrucks nach Entnahme des Tumors zu verhindern. Da es bei diesen Patienten auch zu einer relativen Hypovolämie kommt, müssen Blut und Flüssigkeit in entsprechender Menge verabfolgt werden. Die betaadrenerge Rezeptorenblockade ist bei diesen Patienten ebenfalls wichtig, wenn Arrhythmien oder eine deutliche Tachykardie besteht, aber die gleichzeitige Alphablockade ist entscheidend, um paradoxe Anstiege des Blutdrucks zu vermeiden. Diese paradoxen Blutdruckanstiege kommen über eine nicht mehr unterdrückte alphaadrenerge Aktivität zustande. Bei der Operation sollte der anteriore abdominale Zugang gewählt werden, um eine ausgiebige Suche nach anderen Tumoren zu gewährleisten. Die perioperative Mortalität der Patienten selbst bei geübten Chirurgen liegt immer noch bei 1–3%. Ungefähr 10% der Patienten mit Phäochromozytom haben eine maligne Variante. Die metastatischen Läsionen sind oft funktionell und der Tod tritt eher aufgrund der extremen Hypertonie als der Malignität selbst ein, da das Tumorwachstum außerordentlich langsam ist. Eine konsequente Behandlung des Blutdrucks ist daher unabdingbar, vorrangig mit Phenoxybenzamin und möglicherweise auch mit betaadrenergen Rezeptorenblockern. Verschiedene chemo- und strahlentherapeutische Methoden sind zur Behandlung der Malignität versucht worden, doch mit wenig Erfolg.

2.2.3 Orale Kontrazeptiva

Orale Kontrazeptiva bilden zum gegenwärtigen Zeitpunkt die wichtigste Medikamentengruppe, die eine Hypertonie induziert, wobei dieser Hochdruck zu den bedeutendsten heilbaren Hypertonieformen bei Frauen jungen und mittleren Alters gehört. Die Häufigkeit des Hochdrucks ist in den verschiedenen Untersuchungen unterschiedlich und hängt von der untersuchten Population und vom Typ und der Dosierung der Hormone ab, die in den oralen Kontrazeptiva enthalten sind. Bei längerdauernder Einnahme scheinen ungefähr

5% sämtlicher Frauen eine Hypertonie zu entwickeln, womit das Risiko, eine permanente Hypertonie zu entwickeln, ungefähr um das Dreifache erhöht ist. Es kann Wochen bis Monate dauern, bis eine Hypertonie manifest wird und ebenso lange bis sie nach Absetzen der oralen Kontrazeptiva wieder abklingt. Der Östrogenanteil ist für die Induktion einer Hypertonie wichtiger als der Progesteronanteil, obwohl auch Progesterone, insbesondere die synthetischen Präparate, eine intrinische Östrogenaktivität aufweisen und infolgedessen an der Hochdruckentstehung beteiligt sein können. Die durchschnittliche Zunahme des Blutdrucks bei Frauen, die über längere Zeit orale Kontrazeptiva einnehmen, beträgt 1–5 mm Hg. Bei manchen Frauen indessen entwickelt sich ein schwererer Hochdruck bis hin zur malignen Hypertonie. Das erhöhte Risiko einer Hypertonieentwicklung ist immer dann gegeben, wenn in der Anamnese eine Schwangerschaftsgestose vorlag oder in der Familie bereits Hochdruck bekannt ist. Eine bereits bestehende Grenzwerthypertonie, Übergewicht und Lebensalter können ebenfalls das Ausmaß der sich entwickelnden Hypertonie beeinflussen.

Der genaue Mechanismus der Hochdruckentstehung ist noch nicht geklärt, doch gibt es eine Reihe wichtiger Hinweise. Die oralen Kontrazeptiva können die durch die Leber synthetisierten Angiotensinogenmengen steigern, wodurch es zu einer Vemehrung der Plasmareninaktivität und auch der Angiotensin-II-Bildung kommt. Die Plasmareninkonzentration indessen ist vermindert, da die vermehrten Angiotensin-II-Spiegel dazu beitragen, die renale Reninsekretion zu unterdrücken. Die Zunahme von Angiotensin II stimuliert die Aldosteronfreisetzung und führt zu Salz- und Wasserretention und damit zu einer Erhöhung des Herzminutenvolumens. Ebenso vermag Angiotensin II eine erhöhte Vasokonstriktion hervorzurufen, die zu einem erhöhten Blutdruck führt. Im Tierexperiment und bei Patienten, die mit oralen Kontrazeptiva behandelt wurden, kann der Hochdruck durch Saralasininfusionen korrigiert werden, was darauf hinweist, daß wenigstens ein Teil des erhöhten Blutdrucks angiotensinabhängig ist.

Eine Reihe von nachteiligen Effekten auf das Herz-Kreislauf-System kann ebenfalls durch orale Kontrazeptiva herbeigeführt werden. Hierzu gehören erhöhte Inzidenzraten von Thromboembolien, Schlaganfällen und Myokardinfarkten. Insbesondere die letztere

Komplikation kommt häufig bei Zigarettenraucherinnen vor. Zusätzlich kann die Einnahme von oralen Kontrazeptiva zu einer Vermehrung der VLDL-Lipoproteine, einiger Gerinnungsfaktoren sowie zu einer Abnahme der Glukosetoleranz führen. Solche Änderungen erhöhen das Risiko von kardiovaskulären Komplikationen. Die Östrogene, die in der Postmenopause verwendet werden, können ebenfalls zu einer Erhöhung des Blutdrucks führen. Die im allgemeinen verabfolgte Östrogendosis ist höher als für eine alleinige Substitutionstherapie notwendig; infolgedessen kommt es zur Blutdrucksteigerung. Bei allen Patientinnen, die mit oralen Kontrazeptiva oder Östrogenen behandelt werden, sollte alle 6–12 Monate der Blutdruck kontrolliert werden. Dagegen sollten Frauen, die bereits ein erhöhtes Risiko zur Hochdruckentwicklung aufweisen, gar nicht erst orale Kontrazeptiva erhalten. Tritt unter der Therapie ein Hochdruck auf, muß das Medikament abgesetzt werden, bis sich der Blutdruck normalisiert, was bis zu 4 Monaten nach Absetzen dauern kann. Gelegentlich ist auch eine antihypertensive Therapie indiziert, insbesondere wenn sich eine schwerere Hypertonie entwickelt hat.

2.3 Andere (seltenere) Ursachen des Hochdrucks

Schwangerschaftshochdruck (Präeklampsie/Eklampsie)
Aufgepropfte chronische Hypertonie bei vorbestehender Präeklampsie.
Hyperparathyreoidismus, Hyperkalzämie
Myxödem
Neurogener Hochdruck: vermehrter intrakranieller Druck, Gehirntumor, Hämatom, Neuropathie, Polyneuritiden, Porphyrie, Tabes dorsalis, Bleivergiftung; Rückenmarksdurchtrennung, Enzephalitis, bulbäre Poliomyelitis, postenzephale Syndrome
Medikamenteninduzierte Hypertonie: Monoaminoxydaseinhibitoren + Tyramin, Sympathikomimetika, Amphetamine, Erkältungsmittel; evtl. Indometazin; Lakritze
Systolischer Hochdruck
Koarktation der Aorta

2.3.1 Schwangerschaft

Hochdruckkomplikationen im Rahmen einer Schwangerschaft machen etwa 1/5 aller schwangerschaftsbedingten Todesfälle aus und führen zu Tausenden von intrauterinen Todesfällen jährlich. Der Blutdruck neigt im allgemeinen dazu, in der Frühphase der Schwangerschaft abzufallen, um erst in den späteren Monaten anzusteigen, wobei er in der Regel die bei Nichtschwangeren gefundenen Meßwerte nicht übersteigt. Der Schwangerschaftshochdruck kann daher definiert werden als ein dauernder Anstieg des Blutdrucks um 30/15 mm Hg über die Ausgangswerte oder absolut gesehen ein Blutdruck von 140/90 mm Hg und höher. Eine Schwangerschaftshypertonie kann auftreten als chronische Begleiterscheinung bei Präeklampsie oder Eklampsie, als chronische Hypertonie, auf die eine Präeklampsie aufgepfropft ist, und als schwere oder transiente Hypertonie. Der Gebrauch des Begriffs Toxämie ist irreführend, da bislang keine Toxine nachgewiesen werden konnten, um den Hochdruck zu erklären.

Eine Präeklampsie entwickelt sich meistens nach der 20. Schwangerschaftswoche und ist charakterisiert durch Hypertonie, Ödembildung und Proteinurie, gelegentlich auch durch Gerinnungsstörungen. Ungefähr 5% aller schwangeren Frauen entwickeln eine Präeklampsie. Die Häufigkeit nimmt zu bei Mehrfachgeburten, Molenbildung, Hydrops gravidarum, Diabetes mellitus, Rh-Inkompatibilität sowie α-Thalassämie und präexistierenden Nierenerkrankungen mit bereits bestehendem Hochdruck, sowie bei Töchtern von präeklamptischen Müttern. Eine Unterscheidung zwischen einer Präeklampsie und einer während der Schwangerschaft auftretenden Hochdruckkomplikation ist wichtig. Patientinnen mit einer Präeklampsie weisen in der Regel einen Anstieg des diastolischen Blutdrucks um mehr als 20 mm Hg in der 28.–32. Woche der Schwangerschaft auf, wobei sich eine Veränderung des Blutdrucks im Liegen, beim Wechseln von der lateralen zur dorsalen Lage, nachweisen läßt. Die Ursache der Präeklampsie ist unklar. Fast immer kommt es aber zu einer glomerulären Endotheliose mit Vergrößerung und Obstruktion des Glomerulus bei normal erhaltener Zellularität. Eine intrakapilläre Zellvakuolisierung ist in typischer Weise vorhanden, Fibrin und Immunokomplexablagerungen dagegen nicht immer.

Die Rolle des Renin-Angiotensin-Systems bei der Präeklampsie ist unklar. Angiotensin- und Aldosteronspiegel nehmen während der Schwangerschaft signifikant zu, aber gerade bei der Präeklampsie sind die Spiegel eher erniedrigt, möglicherweise über die gleichzeitig auftretende Volumenexpansion. Eine gesteigerte Reaktion auf die Infusion von Angiotensin II entwickelt sich bereits in den Frühphasen der Erkrankung.

Andere Faktoren, die bei der Ätiologie der Präeklampsie eine Rolle spielen, sind uterine Ischämien, eingeschränkte uteroplazentare Perfusion, veränderte Blutgerinnung und immunologische Änderungen.

Die Behandlung der Präeklampsie ist empirisch. Eine niedrige Natriumdiät wird zwar empfohlen, doch ist ihr Wert unsicher, da es bei präeklamptischen Patientinnen zu einer Abnahme des intravaskulären Volumens kommt und das Risiko einer verminderten uterinen Durchblutung besteht. Die Gabe von Diuretika ist aufgrund derselben Überlegung kritisiert und abgelehnt worden. Eine frühzeitige stationäre Aufnahme mit Bettruhe und linker Seitenlage wird empfohlen, doch ist der Erfolg dieser Maßnahme ungewiß. Die präeklamptische Patientin kann plötzlich und ohne vorhergehende Anzeichen eine Eklampsie entwickeln. Bei der Eklampsie handelt es sich um eine echte hypertensive Notfallsituation; sie kann vergesellschaftet sein mit neurologischer Symptomatik. Die häufigste Todesursache bei Eklampsie ist die zerebrale Blutung. Das Risiko einer Eklampsie ist am stärksten bei Frauen, die bereits mehrere Geburten hinter sich haben, bei denen aber die Schwangerschaft noch nicht beendet ist.

Bei der Behandlung der Eklampsie müssen die medikamentöse Therapie und der Geburtstermin aufeinander abgestimmt werden, um sowohl den Fötus wie auch die Mutter zu schützen. Hervorragende Ergebnisse sind mit Magnesiumsulfat und Hydralazin beobachtet worden. Andere Möglichkeiten sind die Gabe von Diazoxid mit Diuretika oder Methyldopa und Hydralazin, die beide als ausreichend angesehen werden, um den Blutdruck unter Kontrolle zu halten. Sowohl Propranolol als auch Nitroprussid sollten vermieden werden, da es unter Propranolol zu einer neonatalen Hypoglykämie kommen und Nitroprussid im Fötus die Schilddrüsenfunktion beeinflussen kann; kardioselektive Betablocker (wie z.B. Metoprolol) sollen günstiger sein. Antikonvulsiva werden ebenfalls gelegentlich zusammen mit Magnesiumsulfat verabfolgt. Eine Normotonie bzw. ein Zurückgehen des Blutdrucks auf die Ausgangswerte tritt in der Regel kurz nach Beendigung der Schwangerschaft ein, kann aber auch bis zu 1 Woche nach der Entbindung dauern. Es besteht noch keine Einigkeit über die Häufigkeit der Hypertonie bei Frauen in höherem Alter, die eine Präeklampsie oder Eklampsie durchgemacht haben. Eine Untersuchung kam zu dem Ergebnis, daß Mehrgebärende ein höheres Risiko als Erstgebärende tragen, einen Dauerhochdruck zu entwickeln. Das Risiko für Patientinnen mit gleichzeitigem Diabetes mellitus besteht sowohl bei präeklamptischen wie eklamptischen Situationen.

Die Behandlung der chronischen Hypertonie in der Schwangerschaft ist oft mit der Sorge um die Risiken für den Fötus verbunden, da für diesen die verschiedenen pharmakologischen Substanzen eine Gefahr darstellen. Die Gabe von Thiaziden soll angeblich ein niedriges Geburtsgewicht induzieren und Betablocker sollen eine vorzeitige Ruptur der Membran sowie eine fötale Hypoglykämie verursachen (kardioselektive Betablocker indessen nicht). Hydrochlorothiazid und Methyldopa gemeinsam verabreicht senken möglicherweise die Inzidenzrate der im 2. Trimester vorkommenden Aborte, aber andererseits sollen sie keinen Einfluß auf die Präeklampsie haben.

2.3.2 Hyperparathyreoidismus

Ungefähr ⅓ der Patienten mit Hyperparathyreoidismus haben einen Hochdruck, der durchaus zur Hyperkalzämie in Beziehung gesetzt werden kann. Auch die Angiotensinspiegel sind bei diesen Patienten häufig erhöht und können daher ebenfalls eine Rolle spielen. Bei vielen Patienten kann nach einer chirurgischen Korrektur des Hyperparathyreoidismus der Blutdruck normalisiert werden.

2.3.3 Neurogener Hochdruck

Es gibt eine große Anzahl von neurologischen Krankheitsbildern, die zum Hochdruck führen. Am häufigsten kommt es zum Hochdruck bei Erhöhung des intrakraniellen Drucks. Gehirntumoren oder andere raumfordernde Läsionen, wie Hämatome oder subdurale Hygrome, können auch eine Erhöhung des Blutdrucks hervorrufen. Andere Tumoren, besonders in der hinteren Grube gelegene, können Vasomotorenzentren im Hirnstamm komprimieren und infolgedessen zum Hochdruck führen. Zusätzlich können entzündliche Erkrankungen, die den Hirnstamm beeinflussen, einen Hochdruck provozieren, wie z. B. die bulbäre Paralyse.

Patienten mit Durchtrennung des Rückenmarks entwickeln gelegentlich eine paroxysmale Hypertonie, oft provoziert durch eine Überdehnung des Intestinaltrakts oder der Blase. Der Hochdruck scheint eine Beziehung zur gesteigerten Aktivität des sympathischen Nervensystems aufzuweisen, da bei dieser Form des Hochdrucks erhöhte Katecholaminwerte gemessen wurden. Andere periphere Neuropathien, wie z. B. eine infektiöse Polyneuritis, Tabes dorsalis, Porphyrie und Bleivergiftung, können ebenfalls mit Hochdruck vergesellschaftet sein.

2.3.4 Medikamenteninduzierte Hypertonie

Sehr hohe Blutdruckwerte sind bei Patienten beobachtet worden, die Monoaminoxydaseinhibitoren und gleichzeitig große Mengen von Tyramin einnahmen, wie sie z. B. in verschiedenen Käsesorten, Wein, Hering oder Leber vorhanden sind. Die Monoaminoxydasehemmer, die häufig bei Patienten mit endogener Depression verabfolgt werden, verhindern den Abbau von Tyramin und verstärken im übrigen die physiologische Wirkung dieses Katecholaminvorläufers. Abusus von verschiedenen Sympathikomimetika können auch einen Hochdruck herbeiführen. Auch ist Hochdruck berichtet worden nach Gabe von Indometazin, ohne daß bisher die Ursache geklärt werden konnte.

Lakritzenabusus (50–100 g/Tag) kann ebenfalls eine Hypertonie verursachen, die mit einer Hypokaliämie einhergeht. Die Ursache dafür

liegt im Glyzerinsäureanteil des Lakritz, der einen mineralokorti-
koidähnlichen Effekt aufweist. Das in der Gastroenterologie verwendete Medikament Karbenoxolon ist ein Lakritzabkömmling
und kann ähnliche Symptome verursachen.

2.3.5 Systolischer Hochdruck

Systolischer Hochdruck ohne deutliche Zunahme des diastolischen
Drucks ist charakterisiert durch eine verminderte Dehnbarkeit oder
Durchgängigkeit der Aorta bzw. durch ein erhöhtes Schlagvolumen
des linken Ventrikels. Hierzu gehören Arteriosklerose und Koarktation der Aorta (verminderte Dehnbarkeit der Aorta) sowie Hyperthyreose, AV-Fistel, Anämie, Paget-Erkrankung, kompletter AV-
Block, Aorteninsuffizienz und Rechtsshunt (sämtlich zustandekom-
mend über eine Vermehrung des linksventrikulären Schlagvolumens). Diese Form des Hochdrucks kommt meistens bei älteren
Patienten vor, die zudem eine fortgeschrittene Sklerose und eine Degeneration der elastischen Bestandteile der Aorta aufweisen. Diese
Veränderungen führen zu einer verminderten Dehnbarkeit und Kapazität der großen und mittleren Arterien. Der systolische Hochdruck selbst ist ein wichtiger Risikofaktor bei der Entwicklung von
ischämischer Herzerkrankung oder Schlaganfällen. Die Behandlung
dieser Patienten kann schwierig sein, insbesondere bei älteren Patienten, da sie oft sehr potente Antihypertensiva benötigen aber andererseits wegen gleichzeitiger atherosklerotischer Veränderungen
der Koronarien und der Zerebralgefäße eine starke Abnahme des erhöhten Blutdrucks nicht tolerieren.

2.3.6 Koarktation der Aorta

Die Koarktation der Aorta liegt meist unterhalb des Abgangs der linken Subclavia, kann aber auch jeden anderen Abschnitt der Aorta
befallen. Andere angeborene Anomalien des Kreislaufssystems können ebenfalls vorhanden sein, wie z. B. Aortenstenose, Ventrikelsep-
tumdefekt und ein durchgängiger Ductus arteriosus Botalli. Die Koarktation kann bereits im frühen oder späteren Kindesalter diagno-

stiziert werden und zeigt sich über die Veränderungen der Peripherie. In der Regel wird die Diagnose aber erst im Erwachsenenalter
gestellt, wobei die Lebenserwartung die 4. bis 5. Dekade nicht übersteigt. Bei Koarktation der Aorta und anderen obstruktiven Gefäßerkrankungen ist der Blutdruck in den unteren Extremitäten erniedrigt, die Pulse weisen eine verminderte Amplitude und ein verspäte-
tes Auftreten in der Peripherie auf. Die Druckwerte in der oberen
Körperhälfte und dem linken Ventrikel sind deutlich höher und ein
prominenter Kollateralkreislauf ist oberhalb der Obstruktion nachweisbar. Die Veränderungen der Rippen (Usuren) als Folge dilatier-
ter Interkostalarterien sind diagnostisch hinweisend. Die deutlich
erhöhten Druckwerte können zum Linksherzversagen, zerebrovas-
kulären Episoden sowie zum Aortenaneurysma führen. Eine bakte-
rielle Endokarditis ist ebenfalls eine häufige Todesursache. Der
Hochdruck ist meist rein systolisch. Kommt es zusätzlich zu einem
diastolischen Hochdruck, muß eine Beteiligung des Nierenkreis-
laufs evtl. sogar eine renovaskuläre Hypertonie vermutet werden.
Eine Koarktation im Bereich der Abdominalaorta beeinflußt oft
auch die Nierengefäße.

3 Antihypertensive Therapie

3.1 Grundlagen der Hochdruckbehandlung

Unter den Patienten mit Hochdruck soll denjenigen besondere Aufmerksamkeit geschenkt werden, die einen diastolischen Blutdruck von 95 mm Hg oder höher, Endorganbeteiligung und zusätzliche Risikofaktoren aufweisen, aber auch denjenigen, die angeblich nur eine leichte Hypertonie haben. Gründe für die besondere Vorsicht ergeben sich aus den folgenden Überlegungen: a) Experimentelle Untersuchungen an Tier und Mensch haben gezeigt, daß das Gefäßsystem vor den Folgen des Hochdrucks durch eine konsequente Senkung des arteriellen Blutdrucks geschützt werden kann. b) Die Morbidität und Mortalität haben sich als direkt korrelierbar mit dem Schweregrad der Hypertonie erwiesen und günstige Resultate nach Behandlung mit Antihypertensiva gezeigt. c) Epidemiologische Studien konnten nachweisen, daß der Blutdruck eine ansteigende Tendenz bei denjenigen Patienten hat, bei denen er bereits leicht erhöht ist.

Zahlreiche Untersuchungen konnten zeigen, daß das Gefäßsystem durch den arteriellen Hochdruck verschiedener Provenienz geschädigt werden kann. Daß der Hochdruck den Verlauf der Arteriosklerose perpetuiert, konnte an Tieren mit Hochdruck demonstriert werden, die gleichzeitig eine cholesterinreiche Diät erhielten: Sie entwickelten eher eine Arteriosklerose als normotensive Tiere unter derselben Diät. Die Gefäßläsion und die weitere Entwicklung der Arteriosklerose konnte durch eine Senkung des Blutdrucks mit Antihypertensiva vermindert werden. Das Modell der sog. spontanen Hochdruckratte weist eine starke Ähnlichkeit mit der essentiellen

Hypertonie beim Menschen auf und wird infolgedessen häufig als Experimentiermodell gebraucht. Der hohe Blutdruck dieser Tiere kann beherrscht werden mit Antihypertensiva, die sowohl die Weiterentwicklung des Hochdrucks verhindern als auch die pathologischen Veränderungen unterbinden, sofern die Medikamente früh genug verabfolgt werden. Diese Ergebnisse haben gezeigt, daß der Hochdruck z. T. genetisch prädeterminiert ist und daß eine frühe antihypertensive Behandlung die Progression der Erkrankung aufhalten kann.

Drei klinische Syndrome, bei denen Gefäßschäden und Grad der Hypertonie besonders gut korrelieren, sind unilateraler renovaskulärer Hochdruck, Koarktation der Aorta und pulmonaler Hochdruck. Diese Krankheitsbilder zeichnen sich aus durch unterschiedlich hohe Blutdruckwerte in den verschiedenen Gefäßregionen. In der Niere mit den eingeengten Arterien ist der Blutdruck in der Regel niedriger als normal, wohingegen er in der kontralateralen Niere erhöht ist. Die Arteriosklerose entwickelt sich nicht in der stenosierten, sondern in der kontralateralen Niere, so daß manchmal zur Beseitigung des Hochdrucks die kontralaterale Niere entfernt werden muß, zusätzlich zur Korrektur der Stenose. Die Gefäße proximal zur Aortenstenose sind besonders dem Hochdruckeinfluß ausgesetzt. Sie werden atherosklerotisch und akkumulieren Mukopolysaccharide, Natrium und Wasser; die distalen Gefäße dagegen weisen diese Veränderungen nicht auf. In der Pulmonalarterie, wo der Blutdruck im allgemeinen niedrig ist, findet sich eine geringe Inzidenzrate an Arteriosklerose. Doch wenn der Druck ansteigt aufgrund einer Mitralstenose oder einer anderen erworbenen oder kongenitalen Herzinsuffizienz, werden Arterien und Arteriolen des pulmonalen Gefäßbettes oft arteriosklerotisch. Damit ist die Höhe des Blutdrucks im Gefäßsystem, und nicht irgendein anderer Faktor, verantwortlich für den Gefäßschaden: Gefäße mit niedrigem Druck sind geschützt, wohingegen solche mit hohem Druck sich pathologisch verändern.

Langzeitstudien über zwei Jahrzehnte haben zudem gezeigt, daß sich der hohe Blutdruck wahrscheinlich selbst aufrechterhält und daß mit steigendem Blutdruck auch der Gefäßschaden höher ist. Es gibt nur wenige Patienten, die trotz bekannten und behandelten Hochdrucks ihre antihypertensive Medikation absetzten und allmählich normotensive Werte entwickelten. Je höher der Blutdruck vor der

Behandlung, desto rascher werden die Patienten tatsächlich chronisch hypertensiv. Ein großer Teil der Skepsis, die noch bis vor wenigen Jahren bezüglich der Notwendigkeit einer Hochdruckbehandlung mit Antihypertensiva bestand, ergab sich aus dem Mangel an Langzeitbeobachtungen und dem Fehlen kontrollierter prospektiver Studien. Der Wert einer antihypertensiven Therapie bei malignem Hochdruck war einfach nachzuweisen, insbesondere wegen des fast ausschließlich tödlichen Ausgangs der Erkrankung bei Ausbleiben einer Therapie. Der Nachweis, daß bei nicht-malignem essentiellem Hochdruck eine antihypertensive Therapie günstig war, mußte in verschiedenen Studien erbracht werden, von denen insbesondere die 1963 begonnene Veterans Administration Studie weltweite Bedeutung erlangt hat. Eine ähnliche Wichtigkeit kommt der Framingham-Studie zu, deren Auswertungen z. T. immer noch laufen. Neben der Bedeutung der antihypertensiven Therapie für die Entwicklung der allgemeinen Arteriosklerose wollten die verschiedenen Therapiestudien auch nachweisen, daß sich eine antihypertensive Therapie günstig auswirkt auf Patienten mit koronarer Herzerkrankung sowie auf Patienten mit Apoplex und Niereninsuffizienz. Neuere Beobachtungen zur koronaren Herzerkrankung sind uneinheitlich und, da die Auswertung verschiedener Studien noch aussteht, liegen endgültige Ergebnisse noch nicht vor. Von besonderer Bedeutung scheinen jedoch die betaadrenergen Rezeptorenblocker und möglicherweise auch die Kalziumantagonisten zu sein.

3.2 Allgemeine Richtlinien einer antihypertensiven Therapie

Richtlinien für die Behandlung des Hochdrucks sind in der Tabelle 3.1 dargelegt. Wenn die Entscheidung zur Therapie des Patienten gefallen ist, sollten bestimmte Grundtatsachen berücksichtigt werden, um die Wirksamkeit und Zuverlässigkeit der Behandlung zu gewährleisten. Die Behandlung ist in der Regel lebenslang und sollte nicht willkürlich vom Patienten unterbrochen werden, insbesondere dann nicht, wenn der Blutdruck gut eingestellt ist. Der Patient sollte über die Wichtigkeit einer Dauertherapie trotz fehlender Symptome gründlich informiert werden. Schriftliche Ratschläge und Hinweise zur Lebensweise können hier unterstützend wirken. Ziel der Therapie ist es, den Blutdruck zwischen 100/70 mm Hg und 140/90 mm Hg im Liegen und im Stehen zu halten.

Tabelle 3.1. Richtlinien für die Behandlung der Hypertonie

A *Behandlung absolut indiziert bei:*
   a) Hypertensiver Krise (Enzephalopathie)
   b) Akzelerierter maligner Hypertonie
   c) Deutlicher Endorganbeteiligung
      1. Herz
         Herzinsuffizienz
         Röntgenologische Herzvergrößerung
         Elektrokardiographische Hinweise für Herzvergrößerung oder Überlastung
      2. Aortenaneurysma
      3. Zerebrovaskuläre Erkrankung
      4. Nierenschädigung
      5. Augenhintergrundbeteiligung (KW (Keith-Wagener) II oder stärker)

B *Behandlung notwendig bei:*
   a) Frauen mit Blutdruck über 160/95
   b) Männer über 45 J. mit Blutdruck über 160/95
   c) Männer unter 45 J. mit Blutdruck über 140/95
   d) Männer oder Frauen mit familiärer Belastung von hypertoner kardiovaskulärer Erkrankung und Blutdruck über 140/95

C *Behandlung freigestellt bei:*
   a) Männern und Frauen über 45 J. mit Blutdruck zwischen 140/90 und 160/95 mm Hg
   b) Männern und Frauen über 45 J. mit Blutdruck zwischen 130/90 und 140/95 mm Hg
   c) Männern und Frauen mit labilem Hochdruck
   d) Hochdruckpatienten mit einer begleitenden Erkrankung, die eine schlechtere Prognose hat als der Hochdruck selbst, es sei denn es besteht eine symptomatische Organbeteiligung
   e) Patienten mit ausgedehnten neurologischen Schäden als Folge einer terminalen arteriosklerotisch-vaskulären Erkrankung

---

Höhere Werte sind nur dann akzeptabel, wenn eine zerebrovaskuläre Erkrankung, Angina pectoris oder eine leichte Atherosklerose besteht. Die Blutdruckmessungen sollten mehrmals vorgenommen werden, im Liegen, im Sitzen und im Stehen. Eine stärkere Abnahme des Blutdrucks kann bei unbehandelten Patienten vorkommen, die plötzlich von der Waagerechten in die Aufrechte gehen. Mittlere Fluktuationen des Blutdrucks sind physiologisch und sollten bei einer diastolischen Variation von ± 10 mm Hg im Liegen keinen Anlaß zur Besorgnis geben. Seitendifferenzen bei der Blutdruckmessung sollten erst dann Anlaß zur weiteren Abklärung sein, wenn sie reproduzierbar systolisch mehr als 20 mm Hg oder diastolisch mehr als 15 mm Hg betragen. Das Therapieschema sollte so einfach wie möglich sein und zusätzliche Medikamente sollten nur dann verordnet werden, wenn der Blutdruck nicht ausreichend eingestellt ist. Im allgemeinen ist es möglich, mit maximal drei Arten von Medikamenten, die in der Regel $2 \times$ täglich verabfolgt werden, auszukommen. Die Patienten sollten mindestens alle 3 Monate vom Hausarzt gesehen werden und bei dieser Gelegenheit alle ihre Medikamente mitbringen. Diejenigen, die entweder zuverlässig eine Salzrestriktion durchführen oder Diuretika einnehmen, entwickeln in 10–40% der Fälle eine Hypokaliämie, so daß der Bestimmung des Kaliums im Serum bei jedem Arztbesuch, aber auch unbedingt vor Einsetzen der Therapie, eine besondere Bedeutung zukommt (Ausschluß eines primären Aldosteronismus!). Im übrigen sollten die Patienten darauf hingewiesen werden, daß eine erfolgreiche Blutdrucksenkung Phasen von Schwäche und Müdigkeit hervorrufen kann, die in der Regel nach wenigen Wochen verschwinden. Die Autoregulation der zerebralen Durchblutung ist bei Patienten mit Hochdruck verändert, so daß eine Verminderung der Perfusion unter antihypertensiver Therapie in unterschiedlichem Umfang toleriert wird. In jedem Fall sollte man den Blutdruck allmählich und vorsichtig senken, insbesondere bei Patienten mit zerebrovaskulärer Insuffizienz bzw. mit bereits durchgemachtem ischämischem Insult. Patienten, die Ganglienblokker (heutzutage nur noch selten), Prazosin oder Convertingenzyminhibitoren erhalten, sollten über die Möglichkeit von orthostatischen Symptomen informiert werden, insbesondere dann, wenn sie gleichzeitig ein Diuretikum einnehmen.

3.3 Zusätzliche Behandlung ohne Pharmakotherapie

Plötzliche, drastische Veränderungen in der Lebensweise des Patienten können für Hypertoniker unzuträglich sein; daher sollten zusätzliche therapeutische Bemühungen erst allmählich erfolgen. Die Möglichkeiten einer nicht-pharmakologischen Intervention sind:

Tabelle 3.2. Folgen der Hypokaliämie

1. Metabolische Alkalose

2. Nierenschäden
   a) strukturell: Vakuolisierung des Tubulusepithels
   interstitielle Nephritis
   b) funktionell: Verlust der Konzentrationsfähigkeit
   verminderte Bikarbonatausscheidung
   Natriumretention mit folgender Retention des extrazellulären Flüssigkeitsvolumens

3. Herzschaden
   a) strukturell: Myokardnekrosen
   b) funktionell: EKG-Veränderungen
   (Endstreckenveränderungen, ST-Senkung, invertiertes T, betontes Q)
   Arrhythmien
   Überempfindlichkeit auf Digitalis

4. Gefäßschaden
   a) mangelhafte Vasodilation nach körperlicher Betätigung und Wärmeexposition
   b) Zunahme von Renin und Angiotensin
   c) Abnahme der Nierendurchblutung und der Reagibilität gegenüber Angiotensin II

5. Magen-Darm-Trakt: Verminderte Motilität

6. Metabolisch
   a) Kohlehydr.: verminderte Glukosetoleranz, verminderte Sekretion von Insulin und Wachstumshormon
   b) Proteine: verminderte Stickstoffutilisation, vermindertes Wachstum
   c) Fette: Cholesterin und Triglyzeride im Serum erhöht

7. Neuromuskulär:
   a) strukturell: Rhabdomyolyse, Myoglobinurie
   b) funktionell: Schwäche bis Lähmung, Krämpfe, Schmerz

eine Kochsalzrestriktion auf 4–6 p pro Tag bei gleichzeitiger Erhöhung der Kaliumzufuhr (vorausgesetzt die Nierenfunktion ist normal) ist als wichtigste Maßnahme bei sämtlichen Patienten anzustreben; bei Patienten mit Niereninsuffizienz und Herzversagen ist eine noch stärkere Kochsalzrestriktion angezeigt, in der Praxis jedoch oft schwer durchführbar. Alle Hypertoniker sollten eine fett- und cholesterinarme Diät einhalten, die für übergewichtige Hypertoniker zusätzlich noch kalorienarm sein muß. Ebenso ist von Nikotingenuß abzuraten. Tranquilizer und Sedativa beeinflussen in der Regel den Blutdruck nicht, sind aber nützlich bei einer gesteigerten Aktivitätslage des sympathischen Nervensystems. Die Patienten sollten dazu angehalten werden, Relaxationsübungen und isotonische Übungen jeder Art durchzuführen sowie extreme seelische Belastungen zu vermeiden.

Die wichtigste Nebenwirkung einer Diuretikatherapie ist der gesteigerte Kaliumverlust, der zur Hypokaliämie führen kann; die verschiedenen Auswirkungen einer Hypokaliämie sind in der Tabelle 3.2 zusammengefaßt. Bei Hypertonikern mit einer leichten Hypokaliämie können Muskelschwäche, Polyurie oder die Neigung zu Herzrhythmusstörungen auftreten. Bei Patienten, die neben Diuretika auch Digitalispräparate einnehmen, ist eine Potenzierung der Digitaliswirkung möglich. Eine schwere Hypokaliämie kann strukturelle Veränderungen in der Niere, im Herzen und im Skelettmuskel verursachen, d. h. bei größerer körperlicher Anstrengung können kaliumverarmte Muskeln starke Rabdomyolysen entwickeln. Auch die renale Ausscheidung von Prostaglandinen ist gesteigert, was durch den Prostaglandinsynthetase-Inhibitor Indomethazin rückgängig gemacht werden kann. Ebenso wichtig ist die Auswirkung einer Hypokaliämie auf die Glukosetoleranz.

Der Kaliumverlust kann auf verschiedene Weise ausgeglichen werden: Entweder wird die Kaliumzufuhr, die selbst schon eine Blutdrucksenkung herbeiführen kann, durch größere Mengen Orangensaft, Bananen oder getrocknete Früchte gesteigert – was allerdings möglicherweise kalorische Probleme aufwirft – oder Kaliumsupplemente in Form ihrer Chloride werden zugeführt. Hier stellen sich als Nebenwirkung jedoch gelegentlich Ulzera im Magen-Darm-Trakt oder Hämorrhagien ein. Sollte die Häufigkeit von intestinalen Komplikationen eine orale Kaliumsubstitution verbieten, besteht die

Möglicheit der kaliumsparenden Diuretika, wie z.B. Amilorid, Triamteren oder Aldosteronantagonisten (Spironolacton), kombiniert mit Thiaziden oder Schleifendiuretika, auch in Form fixer Kombinationen. Mit der Einführung der Diuretika verlor die natriumarme Diät zur Senkung des Blutdrucks an Bedeutung; erst in jüngster Zeit ist ihre Verwendung wieder häufiger geworden, insbesondere seit auf dem deutschen Markt Kochsalzsubstitute verfügbar sind (Sina-Salz usw.). Die Problematik der kochsalzarmen Diät ist damit jedoch nicht gelöst, denn da heutzutage Diuretika überall verfügbar sind, werden manchmal 15–20 g Kochsalz pro Tag konsumiert. Die Gründe, warum eine kochsalzarme Diät so schwer durchzuführen ist, mögen darin liegen, daß viele Patienten seit ihrer Kindheit gewohnt sind, sich salzreich zu ernähren und infolgedessen bereits in früher Jugend eine „Kochsalzsucht" entwickeln. Außerdem fällt es vielen schwer, eine kochsalzarme Diät schmackhaft zuzubereiten, obwohl es hier mittlerweile viele Möglichkeiten (Gewürze!) gibt. Die Tabelle 3.3 gibt eine Übersicht über den Kochsalzgehalt zahlreicher, häufig verwendeter Grundnahrungsmittel; dabei ist erwähnenswert, daß gerade Milchprodukte einen hohen Kochsalzgehalt aufweisen. Vorsicht ist bei Patienten mit Niereninsuffizienz und Hochdruck geboten, da hier eine kochsalzarme Diät u.U. mehr Schaden als Nutzen anrichtet. Häufig kommt es bereits durch die Grunderkrankung zu exzessiven Salzverlusten und eine zusätzliche

Tabelle 3.3. Kochsalzgehalt verschiedener Grundnahrungsmittel

Lebensmittel	Gewicht in g	Kochsalz (NaCl)-Gehalt in g
Schweinefleisch (Schulter)	150	0,28
Kasseler	150	3,65
Schnitzel	150	0,21
Rindfleischfilet	150	0,19
Rindfleisch in Dosen	150	2,29
Huhn	250	0,53
Hackfleisch (halb u. halb)	150	0,13
Schinken, geräuchert, roh	100	4,50
Schinken, gekocht	100	2,17
Wurst im Durchschnitt	100	1,5–2,0
Hartwurst	100	3,30
gekörnte Brühe	250 (¼ l)	2,50

Lebensmittel	Gewicht in g	Kochsalz (NaCl)-Gehalt in g
Bückling	100	1,80
Matjesfilet	100	6,40
Heringsfilet in Tomatensoße	100	1,34
Bachforelle	200	0,20
Joghurt, 3,5% Fett	175	0,21
Vollmilch, 3,5% Fett	500 (½ l)	0,61
Milch, fettarm, 1,5% Fett	500	0,60
Kondensmilch, 10% Fett	3 (1 Teel.)	0,01
Hühnerei	55 (1 Ei)	0,19
Doppelrahmfrischkäse	100	1,5
Schnittkäse	100	1,5–3,3
Camembert	100	1,8–2,4
Schmelzkäse	100	3,1
Speisequark, 40% Fett i. Tr.	100	0,05
Butter	100	0,012
Margarine	100	0,20
Roggenmischbrot	50 (1 Scheibe)	0,51
Weizenbrot	50 (1 Scheibe)	0,49
Vollkornbrot	50 (1 Scheibe)	0,54
Knäckebrot	10 (1 Scheibe)	0,12
Kartoffel, ohne Schale	60 (1 St)	0,03
Haferflocken	100	0,0075
Reis, poliert	100	0,02
Spaghetti, eifrei	100	0,013
Weizengrieß	100	0,002
Blumenkohl, gekocht	200	0,056
Bohnen, grün, roh	200	0,01
Bohnen in Dosen	200	1,40
Erbsen, grün, roh	200	0,01
Erbsen in Dosen	200	1,20
Möhren, gekocht	200	0,20
Kopfsalat, roh	30	0,008
Sauerkraut, abgetropft, roh	200	1,80
Spargel, roh	200	0,02
Spargel in Dosen	200	1,80
Tomate, roh	60 (1 St)	0,01
Tomatenketchup	15 (1 Eßl.)	0,44
Zwiebeln, gewürfelt, roh	5 (1 Eßl.)	0,001
Zwiebeln, getrocknet	5 (1 Eßl.)	0,013
Champignons	200	0,06
Champignons in Dosen	200	1,83
Gewürzgurken	100	2,40

exzessive Kochsalzrestriktion kann über eine Aktivierung des Renin-Angiotensin-Systems die Nierenfunktion akut verschlechtern.

Viele Ärzte versuchen, nicht immer mit Erfolg, ihre Patienten zur Gewichtsreduktion zu motivieren. Als unterstützende Maßnahme ist in diesem Fall unbedingt eine Diätberatung erforderlich, die den Patienten über Möglichkeiten der Kohlehydrat- und Kochsalzeinschränkung unterrichtet und ihn nochmals von der Notwendigkeit der Diät überzeugen kann.

Im Rahmen der körperlichen Betätigung werden isotonische und dynamische Sportarten, wie Laufen oder Schwimmen, den systolischen, aber nicht den diastolischen Blutdruck erhöhen und insofern das Schlagvolumen und die Herzfrequenz positiv beeinflussen. Die Zunahme des mittleren arteriellen Drucks ist bei Patienten mit bereits erhöhtem Blutdruck größer, doch kommt es nach einer Periode der Adaption nur noch zu einem geringfügigen Anstieg des arteriellen Blutdrucks und der Herzfrequenz unter sportlicher Belastung. Bei untrainierten Patienten mit Hochdruck kann es nach einer Trainingsperiode sogar zu deutlichen Abnahmen des Blutdrucks kommen. Ob und inwiefern neben der Blutdruckbeeinflussung auch die Inzidenzrate von Myokardinfarkten vermindert wird, bleibt weiterer Untersuchungen vorbehalten. Isometrische oder statische Sportarten, wie z. B. Gewichtheben, führen dagegen zu einer Zunahme sowohl des diatolischen als auch des systolischen Blutdrucks. Bei Patienten, die nicht antihypertensiv behandelt wurden, kann daher der Blutdruck alarmierende Ausmaße erreichen und sogar durch die Gabe von Betablockern nicht ohne weiteres beeinflußbar sein. Infolgedessen sollten Hypertoniker isometrische Sportarten vermeiden und darauf hingewiesen werden, daß derartige, auf dem Markt angebotene Geräte die Entwicklung der Hochdruckkrankheit ungünstig beeinflussen.

3.4 Compliance (Patiententreue)

Für Patienten, die an Hochdruck leiden, stellt sich das Problem, daß sie keine Beschwerden haben, wie Schmerzen oder Ähnliches, sich auch nicht krank fühlen, und daher keinen Anlaß zu irgendeiner Behandlung sehen. Außerdem wird der Hochdruck bei vielen Patienten erst am Ende des 3. oder Anfang des 4. Lebensjahrzehnts entdeckt, zu einer Zeit, da die Lebenskraft z. T. bereits anfängt nachzulassen und die Diagnose eines hohen Blutdrucks daher eine stark ablehnende Reaktion hervorruft. Auch ist die Diagnose gesellschaftlich oft bedrohlich. Sie verlangt eine Änderung des Lebensstils, sowohl in der Privatsphäre als auch am Arbeitsplatz, von Lebensversicherungsproblemen ganz abgesehen. Obwohl theoretisch alle Hochdruckpatienten zufriedenstellend behandelt werden können, sind in der Praxis etwa nur $\frac{1}{3}$ der Hypertoniker angemessen eingestellt.

Die Gründe für die inadäquate Behandlung des hohen Blutdrucks sind vielschichtig und schließen Faktoren wie Verhalten des Patienten, des Arztes und Verträglichkeit des Medikaments mit ein. Allerdings ist es ohne deutliche Kooperation des Patienten nicht möglich, den Blutdruck zu senken. Infolgedessen sollte sich der Arzt der psychologischen und soziologischen Probleme bewußt sein, die den Patienten daran hindern könnten, aktiv an der Behandlung seiner Erkrankung mitzuarbeiten. Im allgemeinen glauben die Patienten, daß ihre Krankheit keine größeren Konsequenzen nach sich ziehen wird, da sie symptomlos verläuft. Außerdem sind sie oft nicht an dem aktuellen Stand ihrer Gesundheit interessiert, vergessen ihre Tabletten einzunehmen, glauben nicht an deren Wirksamkeit und möchten im übrigen mit der Problematik der nicht akzeptierten Erkrankung ,Hochdruck' nicht konfrontiert werden. Schließlich reagieren viele Patienten auf eine derartige Konfrontation äußerst aggressiv. Eine Motivation zur Behandlung ist daher notwendig und mindestens so wichtig wie die Verschreibung eines Medikaments.

3.5 Spezifische medikamentöse Therapie

Die Anzahl der verfügbaren Antihypertensiva hat sich in den vergangenen Jahren vervielfacht. Nicht alle sind schon im Handel erhältlich, einige werden noch klinisch erprobt und andere, wie z. B. Practolol und Tienylsäure, mußten wegen schwerwiegender, irreversibler Nebenwirkungen aus dem Handel gezogen werden.

Das Blutdruckverhalten bei zunehmender Dosierung der meisten Antihypertensiva weist einen biphasischen Verlauf auf. In der Initialphase nimmt der therapeutische Effekt parallel mit der Dosiserhöhung zu, bis schließlich ein Punkt erreicht ist, da eine weitere Dosissteigerung keine weitere Wirkung mehr bringt. Dieses Charakteristikum ist für eine angemessene Dosisregulation wichtig. Eine besonders steile Dosiswirkungskurve findet sich z. B. beim Guanethidin, eine mäßiggradige Steilheit bei Clonidin, Dihydralazin und Propranolol und eine flache Kurve ist typisch für Thiaziddiuretika und Reserpin. Bei einer Monotherapie können Gegenregulationsmechanismen aktiviert werden, die zu einer Wirkungseinbuße des Antihypertensivums führen, wie z. B. Sympathikusaktivierung mit Reflextachykardie und Vasokonstriktion, Aktivierung des Renin-Angiotensin-Aldosteron-Systems sowie Wasser- und Salzretention mit Blut- und Schlagvolumenvergrößerung. Zusätzlich zu den Monosubstanzen ist auch die Kombinationstherapie möglich, typischerweise in Verbindung mit einem Diuretikum, was mittlerweile weltweit Anwendung findet. Eine Reihe von Untersuchungen haben überzeugend nachgewiesen, daß die Aufrechterhaltung der antihypertensiven Wirkung, auch bei Behandlung mit adrenergen Blokkern und Vasodilatoren, von einer Abnahme des Plasmavolumens abhängig ist. Die häufig geübte Praxis der Kombination z. B. von Thiazid- oder Schleifendiuretika mit anderen Antihypertensiva bewirkt eine Abnahme des Plasmavolumens statt einer Natriumretention, so daß eine geringere Menge des Vasodilators, Betablockers, anderer Antihypertensiva und neuerdings auch eines Kalziumantagonisten oder eines Angiotensinconvertingenzyminhibitors möglich ist, wo sonst aufgrund einer veränderten charakteristischen Drucknatriuresekurve bei essentiellem Hochdruck die Abnahme des Blutdrucks zu einer Flüssigkeitsretention geführt hätte.

Bei einer grenzwertigen Herzfunktion würde die Gabe von adrenergem Blocker ohne Diuretikum zu einer Flüssigkeitsretention beitragen, die wiederum zu einer manifesten Herzinsuffizienz führen kann. Charakteristisch ist die obligate Zugabe eines Diuretikums (+ Betablocker) bei Verabfolgung des mittlerweile zugelassenen potentesten Vasodilators Minoxidil zur Vermeidung einer gefährlichen Natrium- und Wasserrention.

3.5.1 Diuretika

Gegenwärtig gibt es 3 Typen von Diuretika (Tabelle 3.4). Die neueren Diuretika, die noch im Stadium der klinischen Erprobung sind, versprechen mindestens so effektiv und dafür mit weniger Nebenwirkungen behaftet zu sein als die älteren. Die verfügbaren Diuretika können unterteilt werden in die Gruppen der Thiazide, Schleifendiuretika und kaliumsparenden Diuretika. Die 3 Substanzgruppen

Tabelle 3.4. Auswahl gebräuchlicher Diuretika

Name	Firmenname[a]	Tägl. orale Dosierungs- breite (mg)	Wirkungs- dauer (Std)
Thiazide			
Chlorothiazid	Diuril	500–1 000	6–12
Hydrochlorothiazid	Esidrix	25–200	12–18
Benzthiazid	Aquatag	25–200	12–18
Hydroflumethiazid	Saluron	25–50	18–24
Bendroflumethiazid	Sinesalin	5–20	über 18
Methyclothiazid	Duretic	2,5–10	über 24
Trichlormethiazid	Esmarin	2–4	über 24
Polythiazid	Drenusil	1–4	24–48
Cyclothiazid	Anhydron	1–2	18–24
Indapamid	Natrilix	2,5–5	4–6
Mefrusid	Baycaron	25–75	12–24
Verwandte Sulfonamide			
Chlortalidon	Hygroton	25–100	24–72
Quinethazon	Aquamox	50–200	18–24
Metolazon	Zaroxolyn	1–10	24
Schleifendiuretika			
Furosemid	Lasix	40–120	4–6
Etacrynsäure	Hydromedin	50–400	12
Etozolin	Elkapin	200–400	12–24
Piretanid	Arelix	8–12	
Kaliumsparende Diuretika			
Spironolacton	Aldactone, Osyrol	25–100	8–12
Triamteren	Jatropur	100–200	12
Amilorid	Arumil	5–10	12–18

[a] Die hier aufgeführten Firmennamen sind nur eine Auswahl der tatsächlich international vorkommenden.

103

verursachen über verschiedene Wirkmechanismen entlang des Nephrons eine Diurese und Natriurese. Dies erklärt auch ihre unterschiedliche Wirkstärke und die je nach Substanz schwankende Elektrolytausscheidung im Urin.

Sämtliche Diuretika vermindern das Plasmavolumen, aktivieren die Reninfreisetzung (die durch gleichzeitige Betablockade aufgehoben werden kann) und verursachen damit die milde Form eines sekundären Aldosteronismus. Die Zunahme der Renin- und Angiotensinspiegel bewirkt eine milde Vasokonstriktion, die z. T. den blutdrucksenkenden Effekt aufhebt. Obwohl behauptet wurde, daß erhöhte Reninspiegel vaskulotoxisch wirken, gibt es dafür bisher keine schlüssigen Beweise und zahlreiche Untersuchungen, die den günstigen Effekt einer antihypertensiven Therapie deutlich gezeigt haben, sind an Patienten durchgeführt worden, die unter Diuretikatherapie standen.

Bei Patienten, die täglich Diuretika einnehmen ohne Einschränkung der Kochsalzzufuhr, besteht die Gefahr der Hypokaliämie, einer der wichtigsten Diuretikanebenwirkungen. Die meisten Diuretika verhindern die Salzreabsorption proximal vom distalen Nephronsegment, wo Kalium gegen Natrium ausgetauscht wird, so daß distal an dieser Stelle mehr Natrium und Wasser vorhanden sind. Die erhöhte Flußrate im distalen Tubulus führt zu einer Steigerung der Kaliumsekretion und infolgedessen zu einer erhöhten Kaliumausscheidung im Urin. Bei größerer Kochsalzzufuhr stehen dem distalen Segment noch mehr Salz und Wasser zur Verfügung, was zu weiteren Kaliumverlusten führt. Eine nur geringfügige Verminderung der Natriumzufuhr auf etwa 4–6 g/Tag dagegen bewirkt eine deutliche Verminderung der distalen Salz- und Wasseranhäufung und damit eine Verminderung der Kaliumverluste.

Thiazide und verwandte Substanzen

Thiazide wirken über eine Unterdrückung der Natrium- und Chloridreabsorption im kortikalen Verdünnungssegment des aufsteigenden Astes der Henle-Schleife; ein kleiner Anteil ihrer Wirkung kann aber auch über den proximalen Tubulus zustande kommen. Das Plasma- und extrazelluläre Volumen werden vermindert und das Herzminutenvolumen nimmt ab. Bei chronischer Gabe geht das

Plasmavolumen oft auf Normalwerte zurück bei einer gleichzeitigen Abnahme des totalen peripheren Gefäßwiderstands. Das letztere ist wahrscheinlich Folge einer verminderten Pressorreagibilität. Ältere Untersuchungen zeigten, daß die verminderte Gefäßreagibilität auf Pressorsubstanzen über eine Verminderung des Natrium- und Wassergehalts in der Gefäßwand zustande kommen kann, andere Untersuchungen konnten jedoch dieses Phänomen nach chronischer Gabe von Thiaziden nicht immer bestätigen.

Nach einer 3- bis 4wöchigen Thiazidtherapie sinken die Blutdruckwerte um 8–11 mm Hg ab. Einzelne Untersuchungen haben sogar Abnahmen des Blutdrucks von bis zu 20 mm Hg nachweisen können. Wichtig ist, daß Thiazide – in Abhängigkeit von der Dosierung – über sehr lange Zeiträume eingenommen werden können. Einige Studien haben gezeigt, daß Thiazide bei einer leichten Hypertonie den Blutdruck in bis zu 80% der Fälle bei einer mehrjährigen Behandlung unter Kontrolle halten konnten. Vergleichende Untersuchungen zwischen Thiaziden und betaadrenergen Rezeptorenblockern erbrachten außerdem, daß selbst bei einer mittleren Dosierung die Diuretika mindestens so wirksam sind wie die Betablocker. Allerdings werden die Thiazide in der Regel in einer geringeren Dosierung als sonst mit anderen Antihypertensiva kombiniert, so daß bei möglichst geringer Nebenwirkungsrate eine bessere Kontrolle des Blutdrucks möglich ist. Durch neue Synthetisierung konnte das ursprüngliche Benzothiazidmolekül modifiziert und dadurch längerwirkende Thiazide mit größerer Potenz isoliert werden. Zur Verbesserung der Compliance helfen die neueren Zubereitungen dem Patienten allerdings nicht wesentlich weiter, da in der Regel immer noch 1–2 Tbl./Tag eingenommen werden müssen. Bei Chlortalidon und Metolazon ist bereits eine Reduktion der Dosis auf einmal täglich möglich.

Wie bereits erwähnt, ist die Hypokaliämie eine der häufigsten Nebenwirkungen. Die Inzidenz schwankt erheblich und wird bei bis zu 40% der Fälle beobachtet. Die Variabilität der Hypokaliämie ergibt sich höchstwahrscheinlich aus den unterschiedlichen Salz- und Kaliumkonsumptionsraten und der verschieden starken Entwicklung eines sekundären Aldosteronismus, aber auch aus dem unterschiedlichen Gebrauch von Laxanzien bzw. anderen Medikamenten, die zu Kaliumverlust führen. Patienten mit hoher Natriumzufuhr verlieren in der Regel mehr Kalium als mit niedriger Natriumzufuhr; bei Patienten mit niedriger Kaliumzufuhr, insbesondere bei älteren Patienten, kommt es eher zu einer Hypokaliämie.

Die Menge an Kalium, die notwendig ist, um für eine durch Thiazide herbeigeführte Hypokaliämie einen Ausgleich zu schaffen, beträgt etwa 40–60 mmol/Tag. Allerdings ist zu beachten, daß insbesondere ältere Patienten leicht übersubstituiert werden und daher leicht eine Hyperkaliämie entwickeln können. Der behandelnde Arzt sollte sich vergegenwärtigen, daß eine Hypokaliämie bei einem Patienten mit Hochdruck nicht unbedingt auf einen primären Aldosteronismus hindeutet, insbesondere wenn die Hypokaliämie sich während oder nach einer längeren Behandlung mit Thiaziden einstellt. Der primäre Aldosteronismus ist erst dann wahrscheinlich, wenn die Hypokaliämie durch den Gebrauch von Thiaziden oder anderen Diuretika bzw. durch andere mögliche Ursachen (z. B. Leberinsuffizienz) nicht erklärt werden kann.

Erhöhte Harnsäurewerte im Serum werden bei bis zu 30% aller unbehandelten Hochdruck-Patienten gefunden und eine Thiazidtherapie kann diese Inzidenzrate bis auf das Doppelte erhöhen. Einige Patienten entwickeln eine echte Gicht. Da die Thiazide die Ausscheidung von Harnsäure über die Nieren durch eine Reduzierung des Plasmavolumens verhindern und damit eine Verminderung der glomerulären Filtrationsrate, der Nierenplasmadurchblutung und ebenso der tubulären Harnsäuresekretion herbeiführen, ist die Befürchtung mehrfach geäußert worden, daß eine allmähliche Uratablagerung in den Nieren eine weitere Verschlechterung der Nierenfunktion zur Folge haben könnte. Trotz der ständigen Verwendung der Thiazide über fast 2 Jahrzehnte gibt es jedoch keine Hinweise auf eine Nierenschädigung durch sie. Desweiteren erbrachten zahlreiche Studien bei Patienten mit Gicht, die über längere Zeit beobachtet wurden, daß eine Hyperurikämie nicht der alleinige Faktor ist, der sich nachteilig auf die Nierenfunktion auswirkt. Infolgedessen halten zahlreiche Untersucher eine thiazidinduzierte leichte Hyperurikämie nicht für behandlungsbedürftig; bei höheren Harnsäurewerten kann die Harnsäuresynthese durch Gabe von Allopurinol reduziert werden. Bei einer thiazidinduzierten Hyperurikämie mit niedrigeren Harnsäurewerten im Urin, wie bei den meisten Patienten, kann der Harnsäurespiegel durch ein Urikosurikum wie

Benzbromaron oder Probenizid oder durch die Kombinationstherapie von Allopurinol und Benzbromaron günstig beeinflußt werden. Unter Thiazidtherapie sind bei zahlreichen Patienten auch eine Verminderung der Glukosetoleranz und Schwierigkeiten beim Einstellen eines Diabetes mellitus beobachtet worden. Prospektive Studien an Patienten mit hohem Blutdruck und normaler Glukosetoleranz, die über ein Jahr und länger mit verschiedenen Diuretika behandelt wurden, konnten indessen im Durchschnitt keine Veränderung von Blut-Glukosewerten, Insulinspiegel und freien Fettsäurewerten feststellen und nur äußerst selten entwickelte sich ein manifester Diabetes mellitus, wobei der Kausalzusammenhang nicht bewiesen ist. Beobachtungen zeigten jedoch eine signifikante Verschlechterung der Glukosetoleranzkurve nach 6jähriger Therapie mit Diuretika; der dieser thiazidinduzierten Hyperglykämie zugrundeliegende Mechanismus ist weitgehend unbekannt. Insgesamt aber stellt die Glukosetoleranz bzw. die Hyperglykämie ein seltenes Problem bei der Thiazidtherapie dar.

Thiazide üben zahlreiche Einflüsse auf das Kalziumfließgleichgewicht aus. Bei Patienten mit zuvor normalen Kalziumwerten können sie gelegentlich eine Hyperkalzämie induzieren, insbesondere bei Patienten mit einem präexistenten Hyperparathyreoidismus oder einem mit Vitamin D behandelten Hypoparathyreoidismus. Thiazide unterdrücken die Kalziumausscheidung über den Harn. Sie induzieren eine Zunahme des gesamten und ionisierten Kalziums offensichtlich über eine Freisetzung von Kalzium aus den Knochen, die bei solchen Patienten am größten ist, die bereits eine verstärkte Knochenosteoporose aufweisen, wie z.B. Patienten mit Hypoparathyreoidismus oder mit vorangegangener Vitamin-D-Behandlung. Die akute hyperkalzämische Wirkung der Thiazide hängt vom zirkulierenden Parathormon ab; doch müssen die Blutspiegel des Parathormons nicht unbedingt verändert sein, obwohl gelegentlich gleichzeitig eine Hyperplasie der Nebenschilddrüsen vorliegt. Die Wirkung der Thiazide auf den Kalziummetabolismus scheint daher über eine Verstärkung der renalen Wirkungen des Parathormons erklärbar zu sein, die zu einer Kalziumretention führen und möglicherweise zusätzlich eine Suppression der Parathormonsekretion herbeiführen kann.

Die in letzter Zeit häufig diskutierte Erhöhung der Cholesterin- und

Trigliyzeridwerte im Serum bei Patienten unter Diuretikatherapie mag an der Abnahme der Insulinsekretion liegen, die während einer Hypokaliämie vorkommt. Eine Zunahme des Serum-Cholesterins auf 12 mg% und der Triglyzeride auf 36 g% konnte bei Patienten, die über 1 Jahr mit Chlortalidon behandelt wurden, trotz einer gleichzeitigen lipidreduzierenden und kalorienarmen Diät festgestellt werden. Langzeitbeobachtungen indessen an Hunderten von Patienten unter Diuretikatherapie, wie z. B. in der Framingham-Studie, zeigten keine Zunahme des Serum-Cholesterins, sondern im Gegenteil eine Abnahme auf 6 mg% (bei keinerlei Hinweis auf die Triglyzeridspiegel). Da andere Beobachtungen bestätigt haben, daß die Serum-Triglyzeridspiegel unter diuretischer Therapie zunehmen, sollte diese Meßgröße unter einer derartigen Therapie wenigstens jährlich kontrolliert werden. Das zusätzliche Risiko einer kardiovaskulären Komplikation als Resultante der erhöhten Serum-Lipidwerte könnte möglicherweise die günstige Wirkung der erzielten Blutdrucksenkung abschwächen.

Schleifendiuretika

Wie ihr Name bereits besagt, wirken die Schleifendiuretika im Bereich der Henle-Schleife. Sie gehören zu den potenten Inhibitoren der Flüssigkeitsreabsorption in dem aufsteigenden Ast der Henle-Schleife, die zur Verdünnung der tubulären Flüssigkeit beiträgt und außerdem beteiligt ist an der Wirkung der medullären Flüssigkeitsgradienten auf die Harnkonzentration. Von den vielen Varianten der Schleifendiuretika sind Furosemid und Etacrynsäure die am häufigsten verwendeten. Furosemid ist ein hochpotentes Diuretikum, das i. v. verabreicht bei der Behandlung der akuten hypertensiven Krise besonders wirksam ist. Die orale Gabe findet meist nur bei volumenabhängigem Hochdruck Anwendung, der in der Regel eine Begleiterscheinung der Niereninsuffizienz ist, und bei mittelschwerer bis schwerer Hypertonie. Hier hat sich eine besondere Furosemidpräparation bewährt, die wegen einer retardierten Absorption eine längere Wirkdauer hat. Die Behandlung mit Thiaziden zeigt selten bei einer glomerulären Filtrationsrate von unter 25 ml/min Erfolge, so daß bei Patienten mit eingeschränkter Nierenfunktion und Hochdruck, d.h. einem Plasma-Kreatinin von etwa 2 mg% und höher, Furosemid Verwendung findet.

Die Zunahme der gesamten Harnausscheidung unter Furosemid-bzw. Thiazidgabe war in einer 24stündigen Beobachtungszeit etwa gleich; aber die kumulative Häufigkeit einer Hypokaliämie bei Furosemidbehandlung war weniger als erwartet. Die Gabe von Furosemid zusammen mit Antikonvulsiva bewirkt eine Abnahme der Diurese; bei gleichzeitiger Gabe von Chloralhydrat können zusätzliche unangenehme Nebenwirkungen auftreten.

Etacrynsäure, obwohl strukturell völlig verschieden von Furosemid, zeigt annähernd die gleiche Wirkstärke. Auch können ähnliche Nebenwirkungen wie unter Gabe von Furosemid eintreten. Obwohl es unter Gabe beider Substanzen zu einer Abnahme der Hörleistung kommen soll, ist von einem permanenten Hörverlust nur in Zusammenhang mit Etacrynsäure berichtet worden.

Kaliumsparende Diuretika

Zu den kaliumsparenden Diuretika gehören der Aldosteronantagonist Spironolacton sowie Triamteren und Amilorid. Die Ähnlichkeit zwischen Spironolacton und Mineralokortikoidhormonen in ihrer Struktur gestattet es Spironolacton, das Mineralokortikoid von seinen intrazellulären Rezeptoren zu verdrängen, sofern es in relativ hohen Konzentrationen verabfolgt wird. Diese Therapie folgt damit dem Prinzip der kompetitiven Hemmung. Spironolacton wird meistens bei der Behandlung des essentiellen Hochdrucks verwendet, wenn gleichzeitig Nephrose und Zirrhose mit Aszites vorliegen. In einer Dosierung von 50–100 mg/Tag, verabreicht in Kombination mit Hydrochlorothiazid oder Furosemid, sind die Nebenwirkungen der Feminisierung bei Männern und Amenorrhö bzw. Hirsutismus bei Frauen relativ selten. In einer Dosis von 100 mg/Tag ist Spironolacton effektiver als die Gabe von 60 mmol KCl/Tag zur Kompensation von thiazidinduzierten Kaliumverlusten. Vorsicht ist geboten bei gleichzeitig bestehender eingeschränkter Nierenfunktion, da die verminderte Fähigkeit, Kalium auszuscheiden, zu einer Hyperkaliämie führen kann. Gelegentlich ist von erhöhten Inzidenzraten von Brustkrebs unter Spironolactontherapie berichtet worden. Diese Befunde, die weiter beobachtet und untersucht wurden, scheinen aber bei den üblicherweise verabfolgten Dosierungen keine Bedeutung zu erlangen. Die Substanz kann unabhängig von ihrer Wirkung als Aldosteronantagonist (mögliche positiv inotrope Wirkung) auch bei den Patienten den Blutdruck senken, die keine oder nur leicht erhöhte Aldosteronwerte aufweisen. Vorsicht ist bei gleichzeitiger Gabe von Azetylsalizylsäure geboten: die Diurese kann damit unterdrückt werden.

Triamteren hat eine geringere intrinsische antihypertensive Wirkung als vergleichsweise Spironolacton; die kaliumsparende Wirkung wird durch einen Mechanismus hervorgerufen, der keine hormonellen Nebenwirkungen hat. Triamteren wirkt im distalen Teil des distalen Tubulussegments. Üblicherweise wird Triamteren in Dosierungen von 25–50 mg/Tag zusammen mit Thiaziden verabreicht; seine Wirksamkeit ist dann der von Spironolacton alleine, oder möglicherweise sogar der von Spironolacton in Verbindung mit einem Thiazid vergleichbar.

Amilorid ist ebenso wie Triamteren ein hinsichtlich des kaliumsparenden Effekts potentes Diuretikum. In einer Dosis von 5 bis 10 mg täglich verabreicht, ist es jedoch etwas weniger wirksam als vergleichsweise 25 bzw. 50 mg Spironolacton 2 × tägl.

In der antihypertensiven Therapie zusammen mit Thiaziddiuretika haben sich die kaliumsparenden Substanzen Triamteren und Amilorid gut bewährt. Es erscheint sinnvoller, diese Kaliumsparer zu verwenden, als die risikoreichere Kaliumsubstitution z.B. mit KCl-Zubereitungen begleitend zu einer reinen Thiazidtherapie durchzuführen.

Neuere Diuretika

Es gibt eine Anzahl neuerer Diuretika, die erwähnenswert sind. Dazu gehören Piretanid und neben dem bereits erwähnten Indapamid, das strukturell den Thiaziden ähnlich ist, aber nicht so starke Kaliumverluste induziert, Bumetanid, das strukturell dem Furosemid ähnlich ist, aber andere funktionelle Wirkungen aufweist, und schließlich Mefrusid, das strukturell eine Mischung aus Thiaziden und Furosemid darstellt und eine Wirkung ähnlich den Thiaziden aufweist. Zwei weitere Diuretika, Ticrynafen (Tienylsäure) und Indamon (Indacrynsäure), sind Derivate des Essigsäuremoleküls. Beide führen zu einer vermehrten Urinproduktion über eine Reduktion der tubulären Reabsorption von Harnsäure. Erste Untersuchungen mit Ticrynafen zeigten, daß seine diuretische und antihypertensive Wirkung der der Thiazide ähnlich war und daß zudem die Harnsäurewerte im Serum signifkant gesenkt wurden. Doch mußte Ticrynafen wegen gravierender Nebenwirkungen aus dem Handel gezogen werden.

Von Interesse ist ein weiteres Diuretikum, das Pyrazolonderivat Muzolimin. Diese Substanz ist ein hochpotentes Diuretikum mit einer langdauernden Wirkung, das sich im Tierexperiment am Hund, der spontanhypertensiven Ratte und der Ratte mit renalem Hochdruck als wirksam erwies. Die beteutenden Vorteile von Muzolimin gegenüber den anderen Diuretika liegen in der klinischen Beobachtung, daß ein Rebound-Phänomen nach oraler Gabe nicht auftritt und daß es seine Wirksamkeit auch bei Patienten mit stark eingeschränkter Nierenfunktion aufrechterhält. So konnten eine intensive, langdauernde Diurese sowie eine deutliche Abnahme des Blutdrucks bei Patienten mit eingeschränkter Nierenfunktion, d.h. mit glomerulären Filtrationsraten von nur 3 ml/min, nachgewiesen werden und gleichzeitig eine hervorragende Toleranz und Akzeptanz. Die tägliche Dosierung bei kardialen, renalen oder hepatischen Ödemen liegt bei etwa 30 mg, während bei einer deutlichen Niereninsuffizienz bis zu 240 mg tgl. verabfolgt werden müssen.

Chemisch nicht verwandt mit den bisher bekannten Diuretika ist Etozolin, das sich im Tierversuch durch geringe Toxizität auszeichnet.

Etozolin greift vorwiegend am aufsteigenden Ast der Henle-Schleife an und ist somit hinsichtlich seines Wirkortes den potenten Schleifendiuretika zuzuordnen. Von diesen unterscheidet es sich jedoch durch eine weniger heftig einsetzende, protrahiert über den Behandlungstag verlaufende Diurese, so daß ähnlich wie bei den Thiaziden physiologische Regelmechanismen wie Wasser- und Elektrolythaushalt, Kreislaufregulation, Gerinnungssystem und Säure-Basen-Gleichgewicht weniger belastet werden. Auch die Kaliummehrausscheidung ist unter Etozolin in einer Dosierung von 400 mg deutlich schwächer ausgeprägt als unter einer äquieffizienten Dosis Furosemid, so daß Hypokaliämien nach bisheriger Erfahrung selten sind. Aufgrund dieser pharmakologischen Eigenschaften nimmt Etozolin eine Zwischenstellung unter den Schleifendiuretika und den Diuretika der Thiazidgruppe ein. Etozolin wirkt nicht nur diuretisch, sondern auch antihypertensiv und ist daher zur Behandlung leichter bis mittelschwerer Hochdruckformen angezeigt.

Die Substanz wird im allgemeinen gut vertragen. Eine Beeinflussung von Glukosetoleranz und Gerinnungssystem wurde nicht beobachtet. Nebenwirkungen wie Mundtrockenheit, Durst, Kopfschmerzen, Schwindelgefühl und gastritische Beschwerden sind selten, dasselbe gilt für temporäre, geringgradige Erhöhungen der Harnsäure-, Harnstoff- und Kreatinin-Serumspiegel. Da Etozolin die Glomerulumfiltrationsrate nicht beeinträchtigt, kann die Substanz auch bei eingeschränkter Nierenfunktion verabreicht werden.

Etozolin ist ausschließlich oral anzuwenden. Die Resorptionsrate beträgt mindestens 90%, maximale Plasmaspiegel werden nach 2–3 h erreicht. Die renale Eliminations-Halbwertszeit liegt bei 8,5 h. Innerhalb von 4 Tagen werden 100% der Substanz, vorwiegend über den Urin, ausgeschieden.

Als therapeutische Dosen empfehlen sich zur Ödemausschwemmung 400–800 mg täglich, während zur Beherrschung leichter bis mittelschwerer Hochdruckformen gute Erfolge mit initialen Tagesdosen von 200–400 mg und einer anschließenden Weiterbehandlung mit 200 mg täglich erzielt werden. Ein Nachlassen der antihypertensiven Wirkung wird auch bei Langzeitverabreichung nicht beobachtet.

3.5.2 Adrenerge Blocker

Um den Wirkmechanismus der adrenergen Blocker besser zu verstehen, sollen kurz einige Eigenschaften des adrenergen Nervensystems dargestellt werden. Bei Stimulation setzen die adrenergen Nervenendigungen ihre Transmittersubstanz frei, die sich über Synapsen ausbreitet und die postsynpatischen Alpha- oder Betarezeptoren am Effektororgan stimuliert. Damit dieser Vorgang ablaufen kann, wird das aus Tyrosin synthetisierte und in den Granula der Nervenendigungen gelagerte Norepinephrin in den Depotgranula der Nervenendigungen zur Verfügung gestellt. Kürzlich wurde die Anwesenheit von Alpha- und Betarezeptoren an den Nervenzellen selbst nachgewiesen. Stimulation dieser präsynaptischen Alpharezeptoren führt zur verminderten Freisetzung von Norepinephrin aus den Nervenendigungen, während Stimulation der präsynaptischen Betarezeptoren die Freisetzung von Norepinephrin an der Synapse verbessert. Es gibt 3 Möglichkeiten, die Wirkung der adrenergen Blocker und damit ihre Blutdruckwirksamkeit zu erklären. Sie können direkt an den Neuronen angreifen und eine verminderte Freisetzung von Norepinephrin aus der Nervenendigung bewirken (neuronale Blocker). Sie können auf Alpha- oder Betarezeptoren am Effektororgan (periphere Rezeptorblocker) einwirken. Schließlich können sie ihren Angriffspunkt an den zentraleren präsynaptischen Rezeptoren haben und entweder durch eine Stimulation der Alpharezeptoren oder durch eine Blockade der Betarezeptoren die Freisetzung von Norepinephrin aus den Nervenendigungen unterdrücken. Die Wirkung der alpha- und der betablockierenden Substanzen auf den Blutdruck spiegelt sich nicht nur in ihrem Einfluß auf die postsynaptischen Rezeptoren der vaskulären und kardialen Muskeln wider, sondern

Tabelle 3.5. Adrenerge Blocker (zur Behandlung der Hypertonie)

A *Peripher*
  1. Neuronale Blocker
     Reserpin
     Guanethidin
  2. Rezeptorenblocker
     Alphablocker
     a) Präsynaptisch und postsynaptisch
        Phenoxybenzamin (Dibenzylin)
        Phentolamin (Regitin)
     b) Postsynaptisch
        Prazosin (Minipress)
     Alpha- und Betablocker
        Labetolol
     Betablocker
        Propranolol[a]

B *Zentral*
  1. Alpharezeptorstimulatoren
     Methyldopa
     Clonidin
  2. Betarezeptorenblocker
     Propranolol[a]

[a] als Prototyp sämtlicher Betablocker

auch auf die präsynaptischen Alpha- und Betarezeptoren. Die zum gegenwärtigen Zeitpunkt zur Verfügung stehenden derartigen Substanzen, die Art und der Ort ihrer Wirksamkeit sind in der Tabelle 3.5 zusammengefaßt.

Adrenerge Blocker sind wirksame Medikamente zur Blutdrucksenkung, die gelegentlich unangenehme und sogar schwerwiegende Nebenwirkungen hervurrufen können. Bei einer niedrigen Dosierung sind sie aber immer noch effektiv und sicher. Eine Reihe von Untersuchern ist sogar der Ansicht, daß bei Hochdruck die adrenergen Blocker als Medikamente der 1. Wahl Verwendung finden sollten.

Dem steht jedoch entgegen, daß bis zu 50% aller Patienten mit leichter Hypertonie bereits nach Behandlung mit Diuretika und gleichzeitiger Einschränkung der Kochsalzzufuhr eine deutliche Blutdrucksenkung aufweisen.

Nur wenn Diuretika nicht in der Lage sind, den Blutdruck angemessen zu senken, sollte eine zusätzliche Therapie mit adrenergen Blokkern vorgenommen werden. Eine solche Kombinationstherapie, die auch bei zu hoher Dosierung nur wenige Nebenwirkungen aufweist, stellt eine sichere, einfache und kostengünstige Form der Behandlung dar, die in zunehmendem Umfang von zahlreichen Autoren empfohlen wird. Betaadrenerge Blocker, die am häufigsten gewählte Alternative zu den Diuretika, können den Blutdruck jedoch nur bei etwa der Hälfte der Hochdruckpatienten senken und haben zusätzlich bei hoher Dosierung den Nachteil einer nicht unwesentlichen Nebenwirkungsrate. Diese Einschränkung muß allerdings auch bei einer zu hohen Dosierung von Diuretika gemacht werden.

In der Kombination mit Diuretika zeigen die betaadrenergen Blokker dagegen eine sehr gute Wirkung durch Unterdrückung von den Hochdruck aufrechterhaltenden Gegenregulationsmechanismen, was eine Grundlage der Kombinationstherapie darstellt. Umgekehrt wies der Betablocker Propranolol (bei Kurzzeitbehandlung) ohne Zugabe von Diuretika eine paradoxe Zunahme des Blutdrucks bei bis zu 11% der Patienten mit Hochdruckerkrankung auf, wobei offensichtlich eine besondere Prädisposition bei Patienten mit Hochdruck und niedrigen Reninwerten vorlag.

Periphere adrenerge Blocker

Neuronale Blocker

Reserpin. Reserpin stellt eines der vielen Alkaloide dar, die den Wurzeln der Rauwolfia serpentia entstammen. Es besitzt viele der günstigen pharmakologischen Eigenschaften der Stoffklasse und kann als Prototyp der Familie der Alkaloide angesehen werden, die sich in dieser indischen Pflanze findet.

Reserpin verhindert den Transport von Norepinephrin in die Depotgranula, so daß nach Stimulation von Nervengewebe weniger Neurotransmittersubstanz zur Freisetzung verfügbar ist, wenn der Nerv stimuliert wurde. Die Wirkung führt zu einer Verminderung des Sympatikotonus und des totalen peripheren Gefäßwiderstandes. Die Freisetzungsrate von Katecholaminen aus dem Gehirn wird ebenfalls gesenkt. Dies könnte die beruhigende und depressive Wirkung, sowie die schwach negativ-inotrope Wirkung auf den Herzmuskel erklären. Obwohl die letztere bei Patienten mit Herzinsuffizienz problematisch sein könnte, treten selten Schwierigkeiten auf, nur eine gelegentliche Häufung von Bradykardien sind beobachtet worden. Reserpin wird mühelos aus dem Gastrointestinaltrakt absorbiert und rasch in den fetthaltigen Geweben deponiert. Seine pharmakologische Wirkung entwickelt sich langsam und allmählich, hält aber über längere Zeit – auch über seine Ausscheidung hinweg – an, so daß eine einzige Dosis ausreichen kann, um den gewünschten Effekt herbeizuführen.

Allein in einer tgl. Dosierung von 0,5 mg hat Reserpin bereits eine geringfügige antihypertensive Wirkung (3–5 mm Hg), die in der Kombination mit einem Thiazid stärker wird und etwa 11–14 mm Hg betragen kann. Die Wirksamkeit von Reserpin in der Behandlung von leichten Formen der Hypertonie wird durch die weltweite Verwendung belegt. Eine einzige Dosis von 0,25–0,5 mg tgl. kann den blutdrucksenkenden Effekt bereits herbeiführen. Die Möglichkeit, die leichte Hypertonie mit einer einzigen täglichen Dosierung von Reserpin und einem langwirkenden Diuretikum zu behandeln, bringt einen großen Vorteil mit sich. In Doppelblindstudien konnte gezeigt werden, daß Patienten, die die tägliche Dosis von Reserpin (0,25 mg) zusammen mit einem Thiazidderivat erhielten, besser und mit weniger Nebenwirkungen zu kontrollieren waren, als vergleichsweise Patienten, die Alphamethyldopa oder Beta-nidin erhielten (die letztere ist eine dem Guanethidin ähnliche Substanz).

Häufige, leichte Nebenwirkungen sind Rhinitis sowie eine vermehrte Magensaftresektion, was nur von Bedeutung ist bei gleichzeitiger Ulkustherapie.

Die wichtigste Nebenwirkung ist das Auftreten von depressiven Verstimmungen. Diese können leicht sein, doch ist auch von Patienten berichtet worden, die suizidal wurden. Dieses Problem findet sich aber selten bei der tgl. Dosis von 0,25 mg, häufiger bereits bei 0,5 mg/Tag. Bei Patienten, die in der Anamnese eine endogene Depression aufweisen, sollte eine Reserpin-Therapie nicht durchgeführt werden. Im übrigen sind als wichtige Frühwarnsymptome die allmähliche Entwicklung einer depressiven Verstimmung oder das frühmorgendliche Erwachen bei Wiedereinschlafstörungen zu werten. Die Befürchtung von gehäuftem Auftreten eines Mammakarzinoms nach Reserpintherapie hat sich nicht bestätigt.

Guanethidin. Guanethidin und seine Abkömmlinge werden aktiv in das adrenerge Nervensystem aufgenommen. Der Vorgang ähnelt dem Transportsystem, das extrazelluläres Norepinephrin über die Zellmembran befördert und wieder in die Zelle aufnimmt. Dieser Pumpmechanismus kann durch Ephedrin, Amphetamin und trizyklische Antidepressiva (z.B. Imibramin, Amitryptilin) unterdrückt werden. Patienten, die diese Substanzen einnehmen, reagieren daher nur schwach auf Gabe von Guanethidin. Sobald Guanethidin das adrenerge Nervensystem erreicht hat, blockiert es die Freisetzung von Norepinephrin. Seine Wirkungsweise erklärt sich über die Freisetzung von Norepinephrin aus den Granula, wodurch die intrazellulären Reserven des Neurotransmitters bzw. die Menge, welche nach Stimulierung des Nervs zur Verfügung steht, vermindert wird. Guanethidin ist auch an der Verarmung der Katecholaminreserven im Herzmuskel beteiligt. Es passiert allerdings die Bluthirnschranke nicht, so daß Katecholamine im ZNS nur im geringen Umfang aus den Depotgranula freigesetzt werden. Guanethidin wird immer noch oft bei Patienten mit nur mäßiggradiger Hypertonie verschrieben, da es bei nur einmal tgl. Gabe den Blutdruck fast immer senkt und die Relation zwischen Blutdruckabfall und Dosierung günstig ist. Manche Ärzte haben Vorbehalte gegenüber diesem Medikament bei mittelschwerer bis schwerer Hypertonie, da die pharmakologische Wirkung von schweren orthostatischen Symptomen begleitet ist. Guanethidin führt zu einer Abnahme des Gefäßtonus und damit zu einer leichten Abnahme des totalen peripheren Gefäßwiderstandes. Die Abnahme der Katecholaminreserve im Myokard ist höchstwahrscheinlich die Ursache für die Abnahme der Herzfrequenz, des Schlagvolumens und des Herzminutenvolumens und hat wohl einen höheren Stellenwert in der Senkung des Blutdrucks als vergleichsweise die Abnahme des peripheren Gefäßwiderstandes. Die Blutdrucksenkung ist besonders ausgeprägt in der Aufrechten, da die normalen vasokonstriktorischen Reaktionen im Stehen vermindert sind. Guanethidin ist ein gefährliches Medikament, wenn es überdosiert wird. In Kombination mit anderen Antihypertensiva und anderen Medikamenten sollte es nur mit großer Vorsicht verwendet werden, insbesondere wenn der Patient bereits Antidepressiva einnimmt. Da Guanethidin auch eine leichte Flüssigkeitsretention hervorruft, sollte es immer in Kombination mit einem Diuretikum verabfolgt werden. Die Absorption aus dem Gastrointestinaltrakt ist gering; sie liegt zwischen 3–27%. Orale Gabe von Guanethidin akkumulieren langsam und sind für mehrere Tage aktiv. Daher entwickkelt sich die volle antihypertensive Wirkung erst nach einigen Tagen und deswegen genügt auch eine einmal tägliche Verabreichung.

Die Dosierung von Guanethidin, die notwendig ist, um einen erhöhten Blutdruck zu senken, liegt zwischen 25 bis max. 75 mg/Tag, wobei die geringere Dosis in der Regel ausreicht. Die Initialdosis sollte nie 25 mg überschreiten und allmählich um etwa 10 mg/Tag über 3–5 Tage gesteigert werden. Höhere Dosierungen werden insbesondere in früheren Stadien nicht empfohlen. Einige Patienten scheinen auf die höheren Dosierungen von Guanethidin nur schlecht anzusprechen, möglicherweise weil noch geringe Mengen von Norepinephrin in den Nervenendigungen zurückgeblieben sind, die ausreichen, um hohe Blutdruckwerte aufrechtzuerhalten. Die zusätzliche Gabe von Phenoxybenzamin kann in solchen Fällen den gewünschten blutdrucksenkenden Effekt herbeiführen.

Die Nebenwirkungen von Guanethidin sind die direkte Folge der pharmakologischen Wirkung der Substanz. Es besteht die Tendenz zur Orthostase, die bei Patienten mit zusätzlicher zerebrovaskulärer

Erkrankung unbedingt vermieden werden sollte. Körperliche Betätigung kann auch zur Hypotonie führen und die Symptomatik einer verminderten zerebralen aber auch myokardialen Durchblutung herbeiführen. Die mögliche Flüssigkeitsretention muß unbedingt bei Patienten mit Herzinsuffizienz vermieden werden. Einige Patienten entwickeln zudem eine Diarrhoe. Bei Männern ist als wichtigste Nebenwirkung Impotenz und erschwerte Ejakulation zu nennen. Das Vorkommen psychiatrischer Störungen ist ebenfalls als Folge einer verminderten zerebralen Durchblutung bei zu rascher Abnahme des systolischen Blutdrucks anzusehen. Im Gegensatz zu den genannten Präparaten bewirkt Guanethidin keine depressive Verstimmung, da es die Bluthirnschranke nicht passiert (bei den schweren Formen der Hypertonie wird heutzutage eher das seit einiger Zeit im Handel befindliche Minoxidil verwendet; s. u.).

Rezeptorenblocker

Alphablocker. Alphablocker sind Medikamente, die die postsynaptischen Alpharezeptoren am Effektororgan blockieren. Obwohl die älteren Alphablocker mit Erfolg in der Therapie des Phäochromozytoms angewendet werden, haben sie bei alleiniger Gabe in der Behandlung der essentiellen Hypertonie noch keine weite Verbreitung gefunden. Bei gleichzeitiger Gabe mit anderen Substanzen oder als Kombinationspräparat mit einem Betablocker scheinen sie dagegen in der Hochdruckbehandlung eine günstige Wirkung zu haben. Bis zur Einführung von Prazosin gab es keinen Alphablocker, der sich in der Behandlung der essentiellen Hypertonie als nützlich erwies. Alphablocker wie Phenoxybenzamin oder Phentolamin blockieren nicht nur die postsynpatischen Rezeptoren am Effektorgan, sondern haben auch eine Wirkung auf die zentralen präsynaptischen Alpharezeptoren. Prazosin dagegen scheint nur postsynaptisch zu blockieren, wodurch die zentralen Alpharezeptoren in der Lage bleiben, die Freisetzung von Norepinephrin zu unterdrücken.

Prazosin. Prazosin ist ein Chinazolinabkömmling, der sich chemisch von den anderen Antihypertensiva unterscheidet. Obwohl Prazosin ursprünglich als ein Vasodilator eingeführt wurde, ist es ein Alpharezeptorenblocker, der speziell auf die postsynaptischen Rezeptoren wirkt. Diese Spezifität und Affinität für periphere Rezeptoren könnte erklären, warum es keine Tachykardie induziert.

Seine hämodynamische Wirkung am Menschen führt zu einer Abnahme des totalen peripheren Gefäßwiderstandes und keiner Zunahme des Schlagvolumens, der Nierendurchblutung oder der glomerulären Filtrationsrate und nur unter bestimmten Bedingungen zu einer Abnahme der Plasmareninaktivität bei gleichzeitig erhöhtem Plasmavolumen. Unter längerdauernder Therapie fallen die Reninwerte dagegen ab. Prazosin scheint auch einen Einfluß auf die viszeralen Gefäßabschnitte zu haben und die Zunahme der viszeralen Durchblutung kann u. a. der Grund sein, warum die Substanz manchmal in den Frühphasen der Therapie zu einer oft unangenehmen Hypotonie führt.

Prazosin hat sich als ein potentes Antihypertensivum bei Patienten mit erhöhtem Blutdruck erwiesen. Zahlreiche Untersuchungen haben gezeigt, daß seine Wirkung etwa äquivalent ist mit der von Methyldopa. Die Dosis von 1 mg Prazosin scheint der Wirkung von 25 mg Methyldopa zu entsprechen. Prazosin kann durchaus mit betaadrenergen Rezeptorenblockern kombiniert werden, was eine doppelte Wirkung auf den erhöhten Blutdruck im Sinne einer Abnahme des peripheren Gefäßwiderstandes und des Schlagvolumens herbeiführt. Prazosin hat sich in der Behandlung der (mittelschweren) Hypertonie bei Patienten mit gleichzeitiger eingeschränkter Nierenfunktion bewährt. Die Substanz wird rasch absorbiert, erreicht nach etwa 2 h Spitzenkonzentrationen im Blut und hat eine Plasmahalbwertszeit von 2–3 h; die Wirkhalbwertszeit ist länger und erlaubt die zweimalige Gabe pro Tag. Die Substanz wird stark an Plasmaproteine gebunden, im Organismus metabolisiert und hauptsächlich über Galle und Stuhlgang ausgeschieden. Um eine schwere Hypotonie und einen möglichen Kollaps zu vermeiden, sollte die Initialdosis 0,5 mg nicht überschreiten. Die Erhaltungsdosis sollte nicht über 12 mg/Tag (höchstens 20 mg), verteilt auf 2–3 Einzeldosen, liegen. Zusätzlich zu der initialen orthostatischen Reaktion, die sich innerhalb von 30–90 min nach Einnahme einstellen kann, können Schwindel und Schwäche auftreten. Andere Nebenwirkungen bei längerdauernder Therapie waren sehr selten Ödeme, und gelegentlich anticholinergische Wirkungen, Lethargie und zentralnervöse Erscheinungen (Kopfschmerzen, Müdigkeit, Nervosität).

Kombinierte Alpha- und Betablockade. Einige Untersucher empfehlen eine Kombinationstherapie von Alpha- und Betablockern. Eine solche Kombination ist jedoch problematisch, da in den frühen Phasen der Erprobung die Kombination von Phenoxybenzamin mit Propranolol zu deutlicher Orthostase, Flüssigkeitsretention und starker Depression führte. Andere Autoren hingegen waren der Ansicht, daß eine solche Kombination möglich und sicher sei, weil die Kombination von Phentolamin mit Oxyprenolol weniger Nebenwirkungen aufwies. *Labetolol* ist eine besonders effektive Kombination von Alpha- und Betarezeptorenblocker. Es wirkt oral und intravenös, wobei es in der katecholamininduzierten hypertensiven Krise zu einer deutlichen Blutdruckabnahme führt. Die durch Labetolol hervorgerufenen hämodynamischen Veränderungen sind fast ideal, da die Senkung des Blutdrucks in der Hauptsache über eine Abnahme des totalen peripheren Gefäßwiderstandes und in nur geringerem Umfang über eine Abnahme des Herzminutenvolumens herbeigeführt wird. Trotzdem wird Labetolol nicht häufig eingesetzt, da bei der großen Gruppe von Patienten mit essentieller Hypertonie unter den Bedingungen der täglichen Praxis das Überwiegen von α- und/oder β-adrenerg vermittelter Blutdruckregulation meist nicht bekannt ist und in Labetolol eine fixe Kombination vorliegt.

Betaadrenerge Rezeptorenblocker. Betablocker sind sehr wirksam in der Behandlung des Hochdrucks und, sofern bestimmte Risikopatienten von einer solchen Therapie ausgeschlossen sind, ist die Behandlung in der Regel nebenwirkungsarm. Gegenwärtig werden diese Medikamente nach den Diuretika am zweithäufigsten bei der Behandlung des Hochdrucks verwendet. Ein großer Vorteil der Betablocker liegt in ihrer allmählich einsetzenden Blutdrucksenkung. Im Gegensatz zu adrenergen neuronalen Blockern, wie Guanethidin, vermindert Propranolol, der am längsten verfügbare Betablokker, den Blutdruck im Liegen und führt infolgedessen im Stehen oder unter körperlicher Belastung nicht zur Orthostase. Eine Betablockertherapie ist vornehmlich geeignet bei Patienten, die aufgrund ihrer beruflichen Betätigung, ihres Alters oder gleichzeitiger ischämischer Gefäßerkrankungen besonders zum Orthostasesyndrom neigen. Von allen verfügbaren Antihypertensiva zeigen die Betablokker die geringste Tendenz zur Flüssigkeitsretention und der daraus resultierenden Abnahme der antihypertensiven Wirkung, möglicherweise wegen ihrer Senkung des Plasmareninspiegels. Infolgedessen ist bei den Patienten, die Diuretika nur mit Einschränkung einnehmen sollten, besonders Patienten mit Gicht, Diabetes mellitus oder Überempfindlichkeitsreaktionen gegenüber Diuretika, die Behandlung mit betaadrenergen Rezeptorenblockern sicher die günstigere Form der antihypertensiven Therapie, besonders bei jüngeren Patienten. Es gibt aber auch vereinzelte Berichte über Flüssigkeitsretention unter Betablockertherapie, wodurch die antihypertensive Wirkung abgeschwächt werden kann.

Betablocker sind in großer Anzahl verfügbar. Sie können in Betablocker der 1. und 2. Generation unterteilt werden. Die der 1. Generation wirken auf die Beta-1-Rezeptoren im Myokard und auf die Beta-2-Rezeptoren in der glatten Muskulatur der Bronchien und im peripheren Gefäßsystem, wohingegen die der 2. Generation hauptsächlich die Beta-1-Rezeptoren beeinflussen und infolgedessen als kardioselektiv bezeichnet werden. Die Betablocker der 2. Generation zeigen eine etwa 50 mal höhere Affinität zu den myokardialen Beta-1-Rezeptoren als zu den Beta-2-Rezeptoren, so daß diese Medikamente ihre antihypertensive Wirkung ausüben, ohne gleichzeitig einen Bronchospasmus oder eine periphere Vasokonstriktion herbeizuführen. Obwohl die kardioselektiven Betablocker immer häufiger Verwendung finden, ist ihre antihypertensive Wirkung mit äquivalenten Dosierungen von Betablockern der ersten Generation fast identisch. Zusätzlich zu ihrer unterschiedlichen Kardioselektivität weisen die Betablocker der 1. und 2. Generation eine verschiedene intrinsische sympathikomimetische Aktivität auf. Aus praktischer Sicht scheinen diese Unterschiede bei der Behandlung des hohen Blutdrucks keine große Rolle zu spielen, sofern nicht zu hohe Dosierungen verwendet werden. Eine Ausnahme stellt das Acebutolol dar, das sowohl kardioselektive als auch sympathikomimetische Wirkungen aufweist, die bei therapeutischen Überlegungen von Bedeutung sein können. Neuerdings wird auch von Betablockern der 3. Generation gesprochen, die neben der betarezeptorenblockierenden auch eine alpharezeptorenblockierende Wirkung aufweisen. Dies konnte im Tierversuch für Mepindolol wahrscheinlich gemacht werden.

Die intrinsische sympathikomimetische Wirkung der meisten Betablocker ist schwach im Vergleich zu ihrer antagonistischen Wirkung.

Aber solche mit einer starken agonistischen Wirkung, wie z. B. das Pindolol, führen eine geringere Abnahme der Herzfrequenz und des Schlagvolumens herbei als die anderen Betablocker. Die Unterschiede in der membranstabilisierenden Wirkung der verschiedenen Betablocker sind ohne klinische Relevanz, da ungefähr tausendfach höhere Dosierungen notwendig sind, um diese Nebenwirkung herbeizuführen. Eine Zusammenstellung verschiedener, häufig verwendeter Betablocker und ihre wichtigsten Eigenschaften sind in der Tabelle 3.6 zusammengefaßt.

Die meisten Betablocker sind strukturmäßig dem Betaagonisten Isoproterenol ähnlich und blockieren kompetitiv die peripheren Betarezeptoren am Herz oder am glatten Muskel. Die Wirkungsweise der Betablocker bei der Blutdrucksenkung ergibt sich aus verschiedenen Wirkungen.

Es kommt zu einer Blockade der myokardialen Betarezeptoren, woraus durch Abnahme der Herzfrequenz und der Kontraktilität eine Abnahme des Herzschlagvolumens um bis etwa 18% der Ausgangswerte resultiert. Diese Wirkung auf das Herz ist wahrscheinlich, insbesondere in den Frühphasen der Behandlung, die wichtigste im Hinblick auf den antihypertensiven Effekt der Betablocker; aber zu einer Abnahme des Herzminutenvolumens kommt es auch dann, wenn der Blutdruck nicht abfällt. Bei einer Blockade der vaskulären Betarezeptoren wird die vasodilatorische Komponente, die normalerweise von zirkulierendem Epinephrin verursacht wird, aufgehoben, so daß es zu einer Zunahme des Gefäßtonus infolge der ungestörten Wirkung der Alpharezeptoren kommt. Diese initiale Zunahme des Gefäßwiderstandes läßt allmählich nach und der totale periphere Gefäßwiderstand kehrt auf normale und schließlich in den Spätphasen der Behandlung auf darunter liegende Werte zurück. Diese Wirkung ist wahrscheinlich für eine erfolgreiche chronische Therapie mit Betablockern am wichtigsten. Es kann auch zu einer Blockade der zentralen Betarezeptoren kommen, höchstwahrscheinlich am Boden des 4. Ventrikels, was zu Bradykardie und Vasodepression führt. Schließlich kommt es noch zu einer supprimierenden Wirkung auf renale Betarezeptoren, die für die Freisetzung von Renin nach verschiedenen Stimulationsmöglichkeiten verantwortlich sind. Die reninsupprimierende Fähigkeit der verschiedenen Betablocker sind unterschiedlich und die Rolle der Reninsuppres-

Tabelle 3.6. Pharmakologische Eigenschaften gebräuchlicher betaadrenerger Blocker

Freiname	Firmenname[a]	Tägl. Dosis (mg)	Potenz (Prop = 1)[b]	Kardio-selektivität	ISA	MSA
Acebutolol	Prent, Neptall	200–600	0,3	+	+	+
Alprenolol	Aptin	40–360	0,3	0	+ +	+
Atenolol	Tenormin	50–100	1	+	0	0
Bunitrolol	Stresson	20–40	0,2	0	+	0
Bupranolol	Betadrenol	200–400	3	0	0	+
Mepindolol	Corindolan	5–10	45	0	+	0
Metoprolol	Lopresor, Beloc	50–200	1	+	0	0
Metipranolol	Disorat	10–30	4	0	0	0
Nadolol	Solgol	80–320	1	0	0	0
Oxyprenolol	Trasicor	40–160	0,5–1	0	+ +	+
Penbutolol	Betapressin	40–80	8	0	+ +	(+)
Pindolol	Visken	10–30	6–8	0	+ + +	+
Propranolol	Dociton, Indobloc, Propranur	80–320	1	0	0	+ +
Sotalol	Sotalex	160–640	0,3	0	0	0
Timolol	Blocadren, Temserin	10–60	6	0	+	0
Toliprolol	Doberol, Sinorytmal	30–60	1	0	+	+

[a] Die hier aufgeführten Firmennamen sind nur eine Auswahl der tatsächlich international vorkommenden.
[b] Potenz: Propranolol wird als Referenzsubstanz aufgeführt mit dem Wert 1; Kardioselektivität bedeutet Präferenz zu β_1-Rezeptoren
ISA = Intrinsische sympathikomimetische Aktivität
MSA = Membranstabilisierende Aktivität

sion bei der Blutdrucksenkung ist umstritten. Es ist die Erfahrung verschiedener Untersucher, daß die antihypertensive Wirkung der verschiedenen Betablocker nicht mit dem Umfang der von ihnen induzierten Reninunterdrückung korreliert. Eine deutliche Korrelation zwischen der antihypertensiven und der reninsupprimierenden Wirkung von Betablockern wurde gelegentlich nach Gabe von Propranolol u. a. beobachtet, wobei Patienten mit normalen und erhöhten Plasmareninwerten anfangs eine Abnahme des Blutdrucks nach Gabe von Betablockern zeigten. Diese Ergebnisse konnten mit gewissen Ausnahmen für Propranolol, Acebutolol, Atenolol, Oxyprenolol und Alprenolol bestätigt werden. Andere Untersucher kamen jedoch nicht zu diesen Ergebnissen, ebensowenig wie sie im Experiment die wichtige Rolle der Reninsuppression bei der Blutdrucksenkung bestätigen konnten. Sie konnten lediglich folgendes feststellen: Zunächst wird die Reninfreisetzung fast augenblicklich nach Gabe des Betablockers unterdrückt, bevor noch die antihypertensive Wirkung einsetzt. Zudem unterdrücken einige Betablocker, wie z. B. Pindolol, die Reninfreisetzung gar nicht und die von Propranolol benötigte Dosis, um die Reninfreisetzung maximal zu unterdrücken, ist viel niedriger als diejenige, die zur Blutdrucksenkung erforderlich ist. Schließlich sollte die hämodynamische Konsequenz einer supprimierten Reninfreisetzung in erster Linie eine Abnahme des peripheren Gefäßwiderstandes sein, wohingegen Betablocker initial eher eine Zunahme des peripheren Gefäßwiderstandes herbeiführen. Obwohl die experimentellen Befunde andeuten, daß die Reninunterdrückung für eine Blutdrucksenkung nach Betablockade nicht nötig ist, bleibt noch das Argument, daß Patienten mit hohem Renin nur geringe Dosen von Propranolol benötigen, um den Blutdruck zu senken, während Patienten mit niedrigem Reninwert wesentlich höhere Propranololmengen brauchen, um dieselbe Wirkung zu zeigen. Ferner sei noch darauf hingewiesen, daß der nicht-selektive Betablocker Propranolol die durch Diuretika induzierte Reninstimulation stärker supprimiert als vergleichsweise der selektive Betablocker Atenolol.

Abgesehen von diesen mögen auch andere Wirkmechanismen an der blutdrucksenkenden Wirkung der Betablocker beteiligt sein. So scheint die Unterdrückung der efferenten Impulse aus dem ZNS erheblich an der Abnahme der zum Herzen gelangenden sympathischen Impulse beteiligt zu sein. Es ist durchaus möglich, daß die unterschiedliche Wirkung der Betablocker auf eine verminderte Rezeptorenempfindlichkeit zurückzuführen ist, nachdem diese großen Mengen von Katecholaminen ausgesetzt worden waren. Dies könnte auch die Reagibilität auf andere Vasodilatoren, wie Prostaglandine und Histamine, vermindern; die vasokonstriktorische Komponente würde dann überwiegen und den Blutdruck ansteigen lassen. Sodann würden die Betablocker die vaskulären Betarezeptoren vor dem katecholamininduzierten Empfindlichkeitsverlust schützen, so daß die Empfindlichkeit allmählich zurückkommt, der vasodilatorische Einfluß auf die Gefäßmuskulatur zunimmt und der Blutdruck schließlich fällt. Diese Theorie ist vom Konzept her bestechend, doch berücksichtigt die Desensibilisierung der Betarezeptoren durch Katecholamine nicht den Einfluß der Prostaglandine, so daß das Hauptargument bislang noch nicht durch experimentelle Beweise untermauert ist.

Schließlich kommt es auch zu Interaktionen zwischen Betablockern und den zentralnervösen Rezeptoren über Serotonin, eine der wichtigsten zentralnervösen Transmittersubstanzen. Eine Langzeitbehandlung mit verschiedenen Betablockern vermindert langsam die Aktivität der Enzyme Tyroxinhydroxylase und Dopaminbetahydroxylase, insbesondere in den sympathischen Ganglien. In welchem Umfang dies von klinischer Relevanz ist, kann zum gegenwärtigen Zeitpunkt nicht gesagt werden. Nach einer 3monatigen Behandlung mit dem kardioselektiven Betablocker Metoprolol waren die Katecholaminwerte in Ruhe und unter Stimulationsbedingungen im Normbereich. Trotzdem scheint eine Aktivitätsabnahme des sympathischen und zentralen Nervensystems eine bedeutende Rolle bei der Wirkung der Betarezeptorenblocker zu spielen.

Die Hauptnebenwirkungen, die nach Gabe von Betablockern auftreten, sind dem Wirkungsmechanismus der Substanz zuzuschreiben; zu ihnen gehören Bradykardie, Herzinsuffizienz, Bronchospasmus, mangelhafte Durchblutung der Peripherie und Störungen im Bereich des Zentralnervensystems. Die kardioselektiven Betablocker der 2. Generation, wie Acebutolol, Atenolol und Metoprolol, weisen weniger pulmonale Nebenwirkungen auf als die Betablocker der 1. Generation. Die schlechte periphere Durchblutung ist möglicherweise die Resultante einer alphaadrenergen Vasokonstriktion und tritt nach Gabe sämtlicher Betablocker, der kardioselektiven und nichtkardioselektiven, auf. Patienten, die kardiale, pulmonale, metabolische oder andere Erkrankungen mit Beteiligung der adrenergen Komponente des Nervensystems aufweisen, sind besonders empfänglich für schwere Nebenwirkungen unter Betablockertherapie. Eine der wichtigsten Nebenwirkungen eines Betablockers war völlig unerwartet, nämlich die progressive okulomukokutane Symptomatik, die nach Gabe von Practolol auftrat. Dieses Syndrom ist charakterisiert durch Hauterscheinungen, Augenläsion, sklerotische Peritonitis und Perikarditis. Diese schwere Nebenwirkung wurde erst nach der über einen Zeitraum von 1 Million Patienten-Jahren akkumulierten Erfahrung mit der Behandlung bemerkt. Zu jener Zeit war Practolol (nicht mehr im Handel für die orale Therapie) der am meisten verordnete Betablocker in Großbritannien. Diese möglicherweise lebensgefährliche Nebenwirkung ist allerdings eine Besonderheit von Practolol und nicht nach Gabe anderer Betablocker zu erwarten, da Practolol abweichend von allen anderen Betablockern eine Azetonilidgruppe enthält, die bei einigen Patienten eine immunologische Reaktion hervorruft. Dieses Syndrom ist bei Propranolol, das bereits fast 20 Jahre verwendet wird, nicht beobachtet worden, ebensowenig bei anderen Betablockern.

Propranolol. Propranolol ist der am längsten erprobte Betablocker. Von den zahlreichen Untersuchungen sollen besonders die erwähnt werden, die vor über 10 Jahren an fast 500 Patienten durchgeführt wurden. Bei Ausgangswerten von 192/113 fiel der Blutdruck während einer mehrjährigen Behandlung auf 143/80 mm Hg ab. Bei etwa der Hälfte der Fälle wurde zusätzlich ein Diuretikum verabfolgt, so daß der diastolische Blutdruck auch bei den sogenannten Nonrespondern gesenkt werden konnte. Vorausgesetzt, daß Patienten mit obstruktiver Lungenerkrankung und Herzinsuffizienz nicht mit der Substanz behandelt werden, ist Propranolol im allgemeinen ein sicheres Medikament, das über lange Zeit gut toleriert wird und auch während einer Langzeittherapie seine Wirksamkeit nicht verliert. Dennoch traten bei etwa 10% der Patienten so schwere Nebenwirkungen auf, daß das Medikament abgesetzt oder zumindestens in der Dosis reduziert werden mußte. Die wichtigsten Nebenwirkungen waren Müdigkeit, Bronchospasmus, kalte Extremitäten, Verdauungsstörungen und Schlaflosigkeit. Trotz der Abnahme des Herzschlagvolumens kommt es nur selten zur Herzinsuffizienz, da, bedingt durch eine Abnahme des peripheren Gefäßwiderstandes, mehrere Wochen nach Beginn der Therapie auch die Belastung des linken Ventrikels abnimmt.

Einige Autoren empfehlen, Betablocker alleine zu geben, um das Behandlungsschema zu vereinfachen und die durch Diuretika induzierten Nebenwirkungen zu vermeiden. Da aber die Responderrate unter der alleinigen Therapie mit Propranolol nicht befriedigend ist, empfiehlt sich dennoch die Kombination mit einem Diuretikum.

Zur Problematik der Behandlung älterer Patienten mit Betablockern sei auf die erwähnten Nebenwirkungen (Bronchospasmus, Herzinsuffizienz) hingewiesen und auch auf die geringere Responserate bei dieser Altersgruppe. Es ist durchaus möglich, daß die Anzahl der Betarezeptoren bei älteren Patienten abnimmt und insofern eine Behandlung mit dieser Substanz nicht unbedingt sinnvoll ist.

Propranolol hat sich bei der Behandlung der Angina pectoris als günstig erwiesen und kann vor erneuten Myokardinfarkten Schutz bieten. Eine solche protektive Wirkung ist auch anderen Betablockern zugesprochen worden. Zudem kann Propranolol bei Patienten, die gerade einen Myokardinfarkt überstanden haben, die ischämischen Veränderungen am Myokard günstig beeinflussen. Dagegen ist bei Patienten, die unter Dauertherapie mit Propranolol stehen und einen Herzinfarkt durchgemacht haben, die Gefahr der Herzinsuffizienz durchaus gegeben und das plötzliche Absetzen von Propranolol bei Patienten mit Koronorerkrankung kann einen Angina-pectoris-Anfall auslösen.

Allgemeiner gesagt, ist der Einsatz von Betarezeptorenblockern bei Patienten mit Hypertonie und durchgemachtem Myokardinfarkt von aktueller Bedeutung. Eine Reihe von Untersuchungen zur sekundären Prävention nach Myokardinfarkt mit Betarezeptorenblockern sind für Propranolol und andere Blocker (z. B. Timolol, Metoprolol, Atenolol) durchgeführt worden. Eine Senkung der Mortalität (ebenso des plötzlichen Herztodes) nach Applikation dieser Medikamente konnte in 18–36% der Fälle beobachtet werden. Diese Wirkungen scheinen auf die betablockierenden Eigenschaften der Substanzen selbst zurückzuführen zu sein, da sie durch Betablocker sowohl mit als auch ohne Kardioselektivität erreicht wurden. Bisher ungeklärt ist der zugrundeliegende Mechanismus der protektiven

Wirkung der Betablocker, der über eine Abnahme von Sympathikotonus und Rhythmusstörungen zustande kommen könnte. Alternative Erklärungsmöglichkeiten ergeben sich aus den Einflüssen auf
Thrombozytenfunktion, Thromboxansynthese, Blutdruckspitzen,
Reninfreisetzungsraten und Lipolyse. Weiterhin besteht bis heute
noch keine Einigkeit über den Zeitpunkt und die Dauer der einzu-
setzenden Therapie mit Betablockern nach Myokardinfarkt. Ebensowenig besteht Einigkeit im Sinne einer möglichen Differentialthe-
rapie mit Betablockern.

Propranolol wird wahrscheinlich völlig aus dem Gastrointestinaltrakt absorbiert und erreicht seine Spitzenkonzentration im Plasma
nach etwa 90 Minuten. Allerdings werden 50–70% der Dosis extra-
hiert und in einer ersten Passage durch die Leber verstoffwechselt
(sogenannter First-pass-effect), so daß die Plasmakonzentrationen
nach mehrfacher oraler Verabreichung erheblich voneinander abweichen können. Propranolol und seine Metaboliten können die
Wirkung der Betaagonisten über einen Zeitraum von etwa 24 Stunden unterdrücken, aber ihre Exkretion dauert wesentlich länger. Die
Verlängerung der Wirkungsdauer, die nach chronischer Gabe eintritt, ist über eine Sättigung der hepatischen Bindungsstelle und über
die systemische Clearance erklärbar. Für eine leichte bis mittelschwere Hypertonie sollte die Initialdosis unter 40 mg 2–3mal täglich liegen und nur allmählich über einen Zeitraum von 2–3 Wochen
erhöht werden. Bei schweren Formen der Hypertonie kann die Dosis schneller gesteigert werden. Die Maximaldosis sollte 180 mg/Tag
nicht überschreiten, aber in der Mehrzahl der Fälle wird man mit
80–120 mg/Tag auskommen, wobei eine Verteilung auf zweimal täglich genauso effektiv ist wie kürzere Dosisintervalle. Der Metabolis-
mus von Propranolol wird durch eine Niereninsuffizienz nur wenig
beeinflußt, infolgedessen gibt es bei Patienten mit Nierenerkrankung
keine Dosiseinschränkung. In der Schwangerschaft sollte es wegen
isolierter, ursächlich nicht gesicherter Fälle von Mißbildungen nicht
verabfolgt werden. Die Substanz wird über die Milch sezerniert, so
daß Propranolol auch in der Stillzeit kontraindiziert ist. Die meisten
Komplikationen nach Gabe von Propranolol treten auch nach anderen Betablockern auf, wie Abnahme des Herzminutenvolumens,
Bradykardie und Bronchospasmus. Das Medikament sollte infolgedessen bei Patienten mit Herzinsuffizienz, AV-Überleitungsstörun-

gen oder Asthma bronchiale nur mit Vorsicht oder gar nicht verabfolgt werden. Starke hypoglykämische Reaktionen können bei Patienten mit Diabetes mellitus, die mit Insulin behandelt werden, auftreten, wahrscheinlich als Folge beeinträchtigter homöostatischer Regulationsmechanismen, die den schnellen Abfall des Blutzuckers ausgleichen sollen. Eine mangelhafte periphere Durchblutung ist das häufigste Symptom, das in etwa 10% der Fälle auftreten kann. Zu den sog. unspezifischen und selteneren Nebenwirkungen gehören Störungen des Zentralnervensystems und des Gastrointestinaltrakts sowie eine Purpura. Hautausschläge sind ebenfalls gelegentlich beschrieben worden und sehr selten ophthalmologische Symptome. In einigen Fällen konnte unter Behandlung mit Propranolol eine paradoxe Zunahme des Blutdrucks festgestellt werden, höchstwahrscheinlich als Folge einer Flüssigkeitsretention. Bei den Patienten wurde auch eine Gewichtszunahme registriert bei initial niedrigen Plasmareninwerten. Patienten mit normalen Reninwerten, die Propranolol erhielten, zeigten dagegen diese Reaktion nicht. Dabei sollte man bedenken, daß etwa 30% aller Patienten mit essentieller Hypertonie niedrige Reninwerte aufweisen und es infolgedessen ratsam ist, initial Diuretika zu verabfolgen. Bei so behandelten Patienten ist die Flüssigkeitsretention ein viel geringeres Problem und die Entwicklung einer paradoxen Hypertonie nur in Ausnahmefällen zu erwarten. Da ein plötzliches Absetzen von Propranolol die Neigung zu Angina-pectoris-Anfällen fördern kann, möglicherweise wegen einer vermehrten Anzahl von Betarezeptoren, aber auch vielleicht als überstarke Reaktion auf die endogene Katecholaminfreisetzung, sollte bei beabsichtigtem Absetzen das Medikament über mehrere Tage ausschleichend verabfolgt werden. In Notfällen, insbesondere während einer chirurgischen Intervention, sollte Propranolol weiter gegeben und der Anästhesist davon in Kenntnis gesetzt werden, daß der Patient dieses Medikament erhält.

Andere, häufig verwendete Betablocker und ihre metabolischen Wirkungen (Tabelle 3.6) werden im folgenden kurz besprochen.

Pindolol, ein Betablocker mit intrinsischer sympathikomimetischer Eigenwirkung und hoher Verfügbarkeit, ist in der Lage, in einem hohen Prozentsatz der Fälle den Blutdruck zu senken. Bereits bei einer einmaligen täglichen Dosis von 15 mg können 64% der behandelten

Patienten auf normontensive Bereiche zurückkommen. Die Erfolgsrate läßt sich bei einem vergleichbaren Krankengut auf 94% steigern, sofern dieser Betablocker mit einem Diuretikum kombiniert wird.

Bupranolol wurde bereits 1962 synthetisiert und ist der erste in Deutschland entwickelte Betarezeptorenblocker. Bupranolol-HCl zählt zu den Betablockern mit Wirkung auf die β_1- und β_2-Rezeptoren, hat keine sympathikomimetische Eigenwirkung (ISA) und wirkt membranstabilisierend. Von allen im Handel befindlichen Betasympathikolytika weist Bupranolol die höchste Rezeptorenaffinität auf. Wie auch einige andere Betarezeptorenblocker (z. B. Propranolol, Alprenolol, Metoprolol, Sotalol usw.), unterliegt Bupranolol dem „First-pass"-Effekt in der Leber. Die dabei entstehenden Metaboliten Hydroxybupranolol und Carboxybupranolol sind nachgewiesenermaßen pharmakologisch aktiv. Bupranolol besitzt ausgesprochen lipolysehemmende Eigenschaften und zeigt in vitro eine starke Hemmung der Thrombozytenaggregation sowie eine Begünstigung der Thrombozytendesaggregation. Bupranolol ist indiziert für die koronare Herzerkrankung, psycho-vegetative Herz-Kreislauf-Dysregulationen und tachykarde Arrhythmien. Seit Prichard und Gillam die blutdrucksenkende Wirkung der Betarezeptorenblocker nachwiesen, wird Bupranolol auch in höherdosierter Form (über 400 mg/ Tag) zur Behandlung des Bluthochdrucks angewendet. In zahlreichen Studien an stationären und ambulanten Hypertonikern wurde nachgewiesen, daß die Blutdrucksenkung allmählich über 4–6 Wochen erfolgt und so hämodynamische Anpassungsschwierigkeiten an das niedrigere Blutdruckniveau vermieden werden. Die Blutdrucksenkung ist im Stehen und Liegen gleich groß. Orthostatische Störungen treten nicht auf, sie erfahren eher eine Verbesserung.

Neben der notwendigen Behandlungsindikation mit Beta-Rezeptorenblockern zur Senkung des Blutdrucks sind eine Reihe von metabolischen Auswirkungen zu beachten. Hierzu wurden eine Reihe von Untersuchungen durchgeführt mit β_1-selektiven und nichtselektiven Betablockern, die neben den metabolischen Auswirkungen (Sauerstoffaufnahme, Kohlehydratstoffwechsel, Fettstoffwechsel Lipolyse, Veränderung der Lipoproteine), Elektrolytstoffwechsel und Nierenfunktion berücksichtigen.

So konnte gezeigt werden, daß es im submaximalen Leistungsbereich unter β_1-selektiver wie unter gemischter Beta-Rezeptorenblockade nicht zu einer Abnahme der Sauerstoffaufnahme kommt, da adaptativ das Herzschlagvolumen sowie die arteriovenöse Sauerstoffdifferenz zunehmen. Bei maximaler Leistung jedoch findet sich unter gemischter Beta-Rezeptorenblockade eine Abnahme der maximalen Sauerstoffaufnahme, vermutlich infolge einer relativen Verminderung der Muskeldurchblutung. Dagegen blieb unter β_1-selektiver Rezeptorenblockade mittels Metoprolol auch die maximale Sauerstoffaufnahme und damit die maximale körperliche Leistungsfähigkeit unbeeinflußt.

Die über β_2-Rezeptoren stimulierbare Insulinsekretion spielt physiologischerweise nur eine untergeordnete Rolle, im Einzelfall ist jedoch bei Patienten mit Diabetes mellitus unter gemischter Beta-Rezeptorenblockade eine Verschlechterung der Insulinsekretion möglich. Wesentlicher ist aber die Tatsache, daß es unter gemischter Beta-Rezeptorenblockade zu einer Hypoglykämie kommen kann, bzw. bei einer Hypoglykämie der Wiederanstieg des Blutzuckers sehr verzögert erfolgt. Die Ursache für dieses Verhalten des Blutzuckers unter gemischter Beta-Rezeptorenblockade ist die Blockierung der über β_2-Rezeptoren regulierten Glykogenolyse besonders in der Skelettmuskulatur, eine Tatsache, die unter β_1-selektiver Blockade nicht erfolgt.

Bei der Regulation des Fettstoffwechsels ist zwischen einer katecholaminduzierten und einer katecholaminunabhängigen Lipolyse durch verschiedene andere Hormone zu unterscheiden. Die katecholaminduzierte Lipolyse hat nur eine initiale Bedeutung bei der Akutanwendung eines Beta-Rezeptorenblockers. In diesem Zusammenhang zeigen zwar die gemischten Beta-Rezeptorenblocker im Vergleich zur β_1-selektiven Rezeptorenblockade eine stärkere Hemmung der Lipolyse. Für die im Rahmen der üblichen Langzeittherapie kardiovaskulärer Erkrankungen notwendige chronische Beta-Rezeptorenblockade hat dieser Befund jedoch keinerlei Bedeutung, da reaktiv und kompensatorisch die katecholaminunabhängige Lipolyse dominiert. Aber bereits nach einer nur mittellangen Therapie konnte eine unterschiedliche Hemmung der Lipolyse durch β_1-selektive, bzw. gemischte Beta-Rezeptorenblockade nicht mehr nachgewiesen werden. Es hat sich zudem gezeigt, daß es vor allem unter gemischter β_1/β_2-Rezeptorenblockade zu Triglyzeriderhöhungen (Anstieg der VLD-Lipoproteine) bei Senkung des HDL-Cholesterin kommen kann. Auch wurde unter allgemeiner gemischter Beta-Rezeptorenblockade in der Regel eine Suppression des Renin-Angiotensin-Aldosteron-Systems mit konsekutiver Zunahme des Kaliumspiegels und des Gesamtkörperkaliums nachgewiesen. Insbesondere fand sich unter gemischter β_1/β_2-Rezeptorenblockade eine verminderte Umwandlung der Schilddrüsenhormone von T4 zu T3. Bei plötzlichem Absetzen besonders eines gemischten Beta-Rezeptorenblockers kam es umgekehrt zu einer passageren Hyperthyreose. Weiterhin konnte nachgewiesen werden, daß es unter einer kurzfristigen Betablockertherapie unter Belastung zu einem höheren Anstieg der Plasmanoradrenalinspiegel kommen kann, möglicherweise infolge einer angestiegenen Anzahl bzw. Empfindlichkeit der Beta-Rezeptoren. Infolgedessen sollte in der Regel und insbesondere bei Patienten mit Hochdruck und gleichzeitiger Koronarinsuffizienz zur Vermeidung kardialer Komplikationen das Absetzen einer Beta-Rezeptoren-Therapie nicht abrupt erfolgen, sondern stufenweise vorgenommen werden. Aus diesen Überlegungen wird der Schluß gezogen, daß eine Therapie mit β_1-selektiven Rezeptorenblockern bei Patienten mit Hochdruck und Herz-Kreislauf-Erkrankungen vorteilhafter ist.

Penbutolol. Bei diesem Betablocker handelt es sich um einen spezifischeren Betablocker als z. B. Propranolol, bei dem auch die chinidinartigen Membraneffekte im therapeutischen Bereich eine Rolle spielen können. Hierzu wurden verschiedenartige Untersuchungen durchgeführt, wie Beurteilung der betasympathikolytischen Aktivität, sympathikomimetischen Eigenwirkungen und antiarrhythmischen Wirkung. Es konnte nachgewiesen werden, daß das L-Penbutolol keine über die Hemmung des Natriumeinstromes hinausgehende chinidinartige Wirkung hat. Die anti-arrhythmischen Effekte von L-Penbutolol sind im wesentlichen durch seine beta-sympathikolytische Wirkung bestimmt. Das in dem üblicherweise verabfolgten Penbutolol nicht enthaltene D-Penbutolol ist bis auf eine auch der L-Form eigene und ebenfalls bei Propranolol zu findende Verminderung des Natriumeinstroms an der Zellmembran (sog. lokalanästhetischer Effekt) pharmakologisch nicht wirksam. Das D-Penbutolol ist etwa 50mal schwächer betablockierend als das L-Penbutolol, hat keine sympathikomimetische Eigenwirkung und verlängert auch nicht die Refraktärzeit am Herzmuskel. Hieraus wurde der Schluß gezogen, daß es sich bei der rechtsdrehenden Form von Penbutolol nur um Ballast handele, der unnötig den Stoffwechsel belaste, ohne daß es zu einer pharmakologischen Wirkung des Sympathikolytikums beiträgt und infolgedessen zur Blutdrucksenkung nur das L-Penbutolol klinisch zum Einsatz kommen sollte. Die üblicherweise verabfolgte Dosierung liegt bei etwa 40–80 mg/die.

Zentrale adrenerg blockierende Substanzen

Methyldopa

Alphamethyldopa, ein naher Verwandter der natürlichen Vorstufe Norepinephrindopa, greift in die Biosynthese an den Nervenendigungen ein. Das Alphamethylnorepinephrin, das dort synthetisiert wird, verdrängt Norepinephrin aus seinen Depotstellen in den adrenergen Nervenendigungen und im Zentralnervensystem. Als dieses Medikament eingeführt wurde, dachte man zunächst, daß es nur an den peripheren adrenergen Nervenendigungen wirke. Neuere Untersuchungen lassen jedoch immer mehr vermuten, daß der Wirkort mehr zentral gelegen ist.

Das Enzym Dopadekarboxylase ist verantwortlich für die Umwandlung von Methyldopa in Methyldopamin. Wird die Aktivität dieses Enzyms unterdrückt, so wird die Bildung des falschen Transmitters Alphamethylnorepinephrin blockiert. Wird die Enzymumwandlung im gesamten Organismus unterdrückt, so erfolgt nach Gabe von Methyldopa keine Verminderung der Durchblutung; wird die Konversion aber nur außerhalb des Gehirns blockiert, kommt es zur Blutdruckabnahme. Die Gabe von Methyldopa in den Liquor führt zu einem Abfall des Blutdrucks, der durch Gabe des Alphablockers Phentolamin in den Liquor aufgehoben werden kann. Intakte zentraladrenerge Nerven im unteren Hirnstamm sind notwendig, um eine hypotensive Wirkung von Alphamethyldopa herbeizuführen. Methyldopa besitzt außerdem eine Reihe von Charakteristika, die dem Clonidin ähnlich sind.

Die hypotensive Wirkung von Alphamethyldopa resultiert aus einer Abnahme des totalen peripheren Gefäßwiderstandes, bei einer variablen, aber in der Regel unwesentlichen Wirkung auf Schlagvolumen und Herzfrequenz. Bei Patienten mit Herzinsuffizienz dagegen, die von einer adrenergen Stimulation des Myokards abhängen, kann Methyldopa die Herzleistung (Herzindex und Schlagvolumen) weiter reduzieren. Der Widerstand in den Nierengefäßen wird stärker gesenkt als in anderen Gefäßabschnitten, so daß die glomeruläre Filtrationsrate und die Nierendurchblutung im allgemeinen gesteigert sind oder zumindestens unverändert bleiben, trotz einer deutlichen Blutdrucksenkung nach Gabe der Substanz. Im Liegen wird der Blutdruck stärker gesenkt als im Stehen. Als Folge der sympathischen Nervenblockade durch Methyldopa, die deutlich geringer ist als nach Guanethidin, kommt es nur sehr selten zu orthostatischen Erscheinungen. Methyldopa führt häufig eine Flüssigkeitsretention herbei, so daß die antihypertensive Wirkung abgeschwächt wird. Nach Zugabe eines Diuretikums bleibt das Plasmavolumen in der Regel vermehrt, höchstwahrscheinlich als Folge einer weiter verminderten Aktivität des adrenergen Nervensystems, was zu einer Abnahme des Venentonus, einer Zunahme der venösen Kapazität und einer Abnahme des venösen Rückstroms zum Herzen führt.

In der Regel kann die Behandlung mit 250 mg 1–2 mal täglich angefangen und die Dosis allmählich auf 2 g, in ganz seltenen Fällen auf 3 g täglich, verabfolgt in 2–3 Einzeldosen, gesteigert werden. Möglicherweise ist aber die Einnahme einmal täglich genauso wirksam wie dreimal täglich. Bei Patienten mit eingeschränkter Nierenfunktion sollte die Dosis etwa auf die Hälfte reduziert und darauf geachtet werden, daß der Blutdruck nicht zu rasch abfällt. Die Substanz kann problemlos mit betaadrenergen Rezeptorenblockern kombiniert werden, so daß eine noch stärkere antihypertensive Wirkung gewährleistet ist. Der Blutdruck wird nach oraler Gabe allmählich über 4 h gesenkt, wobei die Wirkung bis zu 24 h andauern kann. Die blutdrucksenkende Fähigkeit von Alphamethyldopa wird von verschiedenen Autoren unterschiedlich beurteilt: Einige halten die Substanz für weniger wirksam als Reserpin, andere sogar für genauso effektiv wie Guanethidin. Von den verschiedenen Antihypertensiva gehört nach den Angaben der WHO Alphamethyldopa nach wie vor weltweit zu den am meisten verordneten blutdrucksenkenden Medikamenten, obwohl mittlerweile eine abnehmende Verschreibungstendenz zu beobachten ist.

Hochdruckpatienten mit einer Niereninsuffizienz sprechen auf Alphamethyldopa besonders gut an, weswegen es bei diesen Patienten häufig empfohlen wird. Da die Substanz im Harn ausgeschieden wird, nahm man an, daß seine größere Wirksamkeit bei Patienten mit Niereninsuffizienz auf eine Retention der Substanz im systemischen Kreislauf wegen der verminderten Ausscheidung zurückzuführen ist. Jedoch haben Messungen der Plasmakonzentration des unkonjugierten Alphamethyldopa bei Patienten mit normaler und mit eingeschränkter Nierenfunktion keine Unterschiede gezeigt, so daß der Grund für die stärkere Wirksamkeit bei eingeschränkter Nierenfunktion nach wie vor ungeklärt ist.

Alphamethyldopa vermindert die Freisetzung von Renin aus der Niere, was seinen günstigen Effekt insbesondere bei Patienten mit Hochdruck und hohen Reninwerten erklärt. Wenn allerdings die Reninfreisetzung durch experimentelle Manipulation konstant gehalten wird, fällt der Blutdruck trotzdem ab, so daß die Abnahme der Reninaktivität nach Gabe von Alphamethyldopa nicht unbedingt die Blutdrucksenkung erklärt. Da Alphamethyldopa selten orthostatische Reaktionen hervorruft und zu keiner Vermehrung des Herzminutenvolumens führt, ist dieses Medikament besonders günstig und empfehlenswert bei Patienten mit koronaren, zerebralen und vaskulären Komplikationen.

Während der ersten 3–6 Wochen der Behandlung mit Alphamethyldopa kann Schlaflosigkeit auftreten, insbesondere wenn mehr als 500 mg tgl. verabfolgt werden. Neben gelegentlich vorkommenden orthostatischen Reaktionen und Flüssigkeitsretention sind noch zwei andere wichtige Nebenwirkungen von Alphamethyldopa zu nennen: Es kann zu einem Anstieg der Körpertemperatur mit Einschränkung der Leberfunktion kommen. Die eingeschränkte Leberfunktion ist in der Regel nur vorübergehend, doch ist vereinzelt auch von schwerwiegender Hepatotoxizität berichtet worden. Deshalb sollte dieses Mittel bei Patienten mit vorgeschädigter Leber nicht verabfolgt werden. Außerdem kann es in etwa 20% der Fälle zu einem positiven direkten Coombs-Test kommen; eine hämolytische Anämie wurde aber nur in weniger als 1% aller Fälle nachgewiesen. Alle Patienten, die chronisch Alphamethyldopa erhalten, sollten alle 6 Monate zum Ausschluß der genannten Komplikationen untersucht werden.

Weitere Nebenwirkungen sind Mundtrockenheit, Impotenz oder Erektionsstörung, verminderte Vigilanz und in einigen wenigen Fällen auch Demenz bei gleichzeitiger Gabe von Haloperidol. Gelegentlich tritt auch eine Galakturie mit vermehrter Prolaktinfreisetzung, Myokarditis und in ganz seltenen Fällen eine Interaktion mit Phenothiaziden oder anderen sympathikomimetischen Aminen im Sinne eines Rebound-Phänomens auf, wenn das Medikament plötzlich abgesetzt wird. Weniger häufig kommt es zu Hauterscheinungen. Weitere biochemische Veränderungen nach Behandlung mit Methyldopa manifestieren sich in einer Porphobilinogenurie. Ganz selten kommt es auch zur Erhöhung der Plasma-Kreatininwerte und zu einer verminderten Ausscheidungsrate von Vanillinmandelsäure (daher bei Verdacht und Diagnostik auf Phäochromozytom absetzen). Zur Hochdruckbehandlung mit Alphamethyldopa bei gleichzeitigem Parkinsonismus ist zu beachten, daß das Medikament selbst parkinsonähnliche Symptome induzieren kann, möglicherweise über eine Hemmung der Dekarboxylase, die für die Konversion von Dopa zu Dopamin notwendig ist. Aber Patienten, die zusätzlich mit Lävodopa behandelt werden, können eine bessere Blutdruckeinstellung aufweisen bei gleichzeitiger Verbesserung des Parkinsonismus.

Clonidin

Neben Ähnlichkeiten mit Alphamethyldopa zeigt Clonidin auch eine Reihe von wichtigen Unterschieden. Obwohl die Substanz häufig verwendet wird, sind seine Nebenwirkungen wahrscheinlich der Grund dafür, warum es nicht noch häufiger verschrieben wird. Clonidin ist ein Imidazolabkömmling. Da es kein Metabolit irgendeiner natürlich vorkommenden Substanz ist, kann es leichter im Zentralnervensystem, wo es fast ausschließlich seine Wirkung ausübt, verfolgt werden. Clonidin wird leicht absorbiert; aus seiner zwischen 26–74% variierenden Absorption nach oraler Gabe erklärt sich die unterschiedlich hohe Dosisempfehlung; die Maximalspiegel im Plasma werden nach etwa 1 h erreicht. Die Plasmahalbwertszeit liegt bei 6–13 h, wobei weniger als 10% der Gesamtdosis als sogenannter falscher Transmitter inkorporiert, die übrigen 90% dagegen als nicht identifizierte Metabolite im Urin ausgeschieden werden.

Clonidin wirkt über eine Stimulation der zentralen alphaadrenergen Alpha-1- und Alpha-2-Rezeptoren, die die Aktivität des sympathischen Nervensystems vermindern und dadurch zu einer Abnahme des Sympathikotonus führen. Seine Wirkung wird verhindert, wenn die zentralen adrenergen Neurone im Gehirn zerstört oder wenn Alpharezeptorenblocker wie Phentolamin zentral injiziert werden. Bei Patienten mit durchtrenntem Rückenmark fällt der Blutdruck nach Gabe von Clonidin nicht ab, was deutlich die Abhängigkeit seiner antihypertensiven Wirkung von der Unversehrtheit der deszendierenden bulbospinalen Neuronen demonstriert. Zu den hämodynamischen Wirkungen von Clonidin gehören eine Abnahme der Herzfrequenz und des Herzminutenvolumens in Ruhe und eine fast normale Reaktion unter vermehrter Belastung. Es kommt zu einer Abnahme des peripheren Gefäßwiderstandes, gleichbleibender renaler Durchblutung und einer Abnahme der Reninsekretion. Die Reninunterdrückung ist für die Wirkung von Clonidin nicht wesentlich, kann sich aber bei Patienten mit hohen Reninwerten als nützlich erweisen, da sie von einer deutlichen Blutdruckabnahme begleitet ist. Da die Verminderung der sympathischen Aktivität auf einem zentralen Mechanismus des Medikaments und auf nervaler Übertragung adrenerger Blockade oder direkter Arteriolenvasodilatation basiert, kommt es fast nie zu orthostatischen Reaktionen. Clonidin selbst führt wie die meisten anderen antihypertensiv wirkenden adrenergen Blocker zu einer mäßigen Flüssigkeitsretention, weshalb die gleichzeitige Gabe eines Diuretikums empfehlenswert ist. Bei Kombination mit einem Diuretikum kommt es in 80% der behandelten Fälle zu einer signifikanten Blutdruckabnahme, die beliebig lange aufrechterhalten werden kann. Selbst schwere Formen des Hochdrucks können mit diesem Medikament beherrscht werden. Wird Clonidin oral verabfolgt, beginnt der Blutdruck innerhalb von 30 min, bei voller Wirkungsentfaltung nach 2–4 h, zu fallen. Die Wirkungsdauer liegt bei 12–24 h. Die Initialdosis sollte etwa 0,075 mg 2mal täglich betragen und die Maximaldosis 1,8 mg/Tag nicht übersteigen. Der Hauptanteil dieser Dosis ist am besten abends vor dem Zubettgehen einzunehmen, da man so den fast unausbleiblichen Sedierungseffekt nutzen kann. Die antihypertensive Wirkung von 0,15 mg Clonidin ist der von 250 mg Alphamethyldopa vergleichbar. Bei i. m. Gabe von Clonidin ist die Wirkung bereits nach 5 min feststellbar, erreicht ein Maximum nach 75 min und kann bis zu 5 h anhalten. Bei i. v. Gabe kommt es fast immer augenblicklich zu einem

Abfall des Blutdrucks, der bis zu 24 h anhalten kann. Zu rasche i.v. Injektion kann dagegen initial zu einem kurz andauernden Blutdruckanstieg führen, verursacht durch eine periphere Stimulation von Alpharezeptoren. Dies kann durch die vorherige Gabe von Phentolamin verhindert werden.

Die wichtigsten und häufigsten Nebenwirkungen von Clonidin sind Müdigkeit und Mundtrockenheit als Folge einer verminderten Speichelproduktion. Auch sie kommen über zentrale Mechanismen zustande. Die Mundtrockenheit kann durch wenige Tropfen Pilocarpin (3 mal täglich 1 g/100 ml, aufgelöst in Wasser) verhindert werden. Diese Symptome verschwinden in der Regel nach wenigen Monaten, so daß sie bei chronischer Behandlung für den Patienten nicht mehr ins Gewicht fallen. Clonidin verursacht nicht dieselben hepatischen und hämatologischen Veränderungen, die oft bei Behandlung mit Alphamethyldopa auftreten. Auch Impotenz ist ein weniger häufiges Problem.

Wird das Medikament plötzlich abgesetzt, kann der Blutdruck innerhalb von 24 h auf die Ausgangswerte ansteigen, möglicherweise als Folge der kurzen Plasma-Halbwertszeit dieser Substanz. Selten kommt es zu einem sogenannten Rebound- oder Entzugssyndrom, das mit Kopfschmerzen, Tremor, Übererregbarkeit und Unruhe einhergeht. Noch seltener sind Blutdruckwerte, die diejenigen vor Beginn der Therapie übersteigen. Gelegentlich kommt es sogar 48–60 Stunden nach Absetzen von Clonidin zu dem genannten Reboundphänomen. Dieses Phänomen kann unangenehm sein für Patienten, die vergessen haben, ihre Clonidin-Tablette einzunehmen, und gefährlich für solche Patienten, die wegen einer geplanten Operation mit einer Anästhesie rechnen müssen. In solchen Fällen ist die i.v. oder i.m. Gabe von Clonidin indiziert.

Das Rebound-Phänomen, obwohl häufiger nach Clonidin, scheint bei allen Antihypertensiva und Betablockern möglich zu sein; wahrscheinlich spiegelt es die rasch zurückkehrende „normale" Katecholaminsekretion wider, die unter der Therapie unterdrückt war. Dieses Syndrom kann neben der erneuten Gabe von Clonidin auch durch eine Kombination von Alpha- und Betablocker behoben werden. Das Kombinationspräparat Labetolol hat sich in diesem Fall als besonders nützlich erwiesen. Eine Neuentwicklung in dieser Substanzgruppe, das Guanfacin, verspricht weniger Nebenwirkungen zu haben. Von den vielen anderen Clonidinabkömmlingen soll das Tiamenidin eine weit weniger stark sedative Wirkung haben. Ein noch neueres Präparat in dieser Richtung ist B-HT 933, das aus einem Antitussivum entwickelt wurde.

Bei manchen Patienten bewirkt Clonidin keinen Blutdruckabfall. Dies resultiert möglicherweise aus einer Stimulation peripherer alphaadrenerger Rezeptoren, die zu einer Vasokonstriktion führt. Auch eine Überdosierung von Clonidin kann zu einem Blutdruckanstieg führen. Möglicherweise beruht der Antagonismus zwischen Clonidin und dem Betablocker Sotalol auf einem ähnlichen Phänomen. Ebenso kann der antihypertensive Effekt von Clonidin bei gleichzeitiger Gabe von trizyklischen Antidepressiva und Tranquilizern fehlen. Im Gegensatz zu Alphamethyldopa und Reserpin führt die Gabe von Clonidin zu keinem Anstieg der Serum-Prolaktinspiegel. Eine dem Clonidin verwandte Substanz ist das Guanfacin, das weniger Nebenwirkungen aufweist.

Urapidil

Diese erst seit kurzem im Handel befindliche Substanz vereinigt eine spezifische periphere α_1-blockierende Wirkung mit einer präsynaptisch angreifenden dämpfenden Wirkung auf die adrenerge Erregungsübertragung. Bei der klinisch-therapeutischen Anwendung dieser Substanz ist es von wesentlicher Bedeutung, daß durch ihr Wirkungsspektrum nur eine Dämpfung, jedoch nicht eine völlige Aufhebung der über den Sympathikus verlaufenden Herz- und Kreislaufreflexe in Erscheinung tritt. Hämodynamisch kommt es infolgedessen über einen gleichzeitigen zentralen und peripheren Angriff im Bereich des sympathischen Nervensystems zu einer Herabsetzung des peripheren Gesamtwiderstandes. Der Sympathikotonus wird durch Erregung der α_2-adrenergen Rezeptoren vermindert und die periphere Wirkung besteht in der Hemmung der Noradrenalinfreisetzung durch Stimulation terminaler präsynaptischer α_2-Rezeptoren; zusätzlich wird auch der vasokonstriktorische Effekt des Noradrenalins durch Blockade postsynaptischer α_1-Rezeptoren gehemmt.

Kompensatorische Reflextachykardien sind nicht beobachtet worden, aber als Nebenwirkung werden Schwindel, Übelkeit, Müdigkeit, Kopfschmerzen und selten orthostatische Störungen sowie allergische Exantheme angegeben. Die Substanz wird oral verabfolgt und steht intravenös zur Verfügung zur Behandlung hypertensiver Notfallsituationen (s. dort). Die übliche Dosis zur Oraltherapie liegt bei 60 mg/die, bzw. 25–50 mg i.v. bei hypertensiver Notfallsituation.

Guanabenz

Eine Weiterentwicklung auf dem Gebiet der oral wirksamen zentralen α_2-adrenergen Agonisten stellt das Guanabenz dar. Dieses in der Bundesrepublik Deutschland noch nicht verfügbare Antihypertensivum bewirkt über eine Stimulation zentraler α-adrenerger Rezeptoren eine Verminderung der vom bulbären Bereich ausgehenden sympathischen Impulse. Dies führt weniger im Akutversuch als vielmehr während länger dauernder Therapie zu einer Abnahme des gesamten peripheren Gefäßwiderstandes. Die Natrium- und Wasserausscheidung wird nicht beeinflußt, ebensowenig wie die glomeruläre Filtrationsrate. Die empfohlene tägliche Dosis liegt bei 2×4 mg, alleine oder in Kombination mit einem Diuretikum. Nebenwirkungen sind Mundtrockenheit, Müdigkeit, Schwindelerscheinungen, Schwächeanfälle und Kopfschmerzen.

3.5.3 Vasodilatoren

Ist die Wirkung eines Diuretikums und eines peripheren oder zentral-wirkenden adrenergen Blockers zur Blutdrucksenkung nicht ausreichend, kommt in einer 3. Stufe der Behandlung ein Vasodilator hinzu. Die gegenwärtig verfügbaren Vasodilatoren und die, die sich noch im Stadium der klinischen Erprobung befinden, unterscheiden sich in ihrer Potenz, Wirkdauer und dem Grad der Einflußnahme auf Arterien, Venen und Herz. Die Wirkungsweise dieser Substanzen beruht im wesentlichen auf einer Beeinflussung des Kalziumeinstroms in die glatten Muskelzellen. Kalzium setzt die Kontraktion der glatten Muskelzellen in Gang und hält sie aufrecht. Das Aktionspotential in der Muskelmembran leitet die Freisetzung von Kalzium aus den intrazellulären Vesikeln in das Sarkoplasma ein, wo es die Aktomyosin-ATPase aktiviert und zu einer Muskelkontraktion führt. Wird weniger Kalzium in das Sarkoplasma freigesetzt, so ist die Kontraktionsstärke vermindert. Die periphere Vasodilation stellt eine sinnvolle Alternative der Hochdruckbehandlung dar, da die Aufrechterhaltung des erhöhten Blutdrucks gewöhnlich, zumindest in den späteren Stadien, über einen erhöhten peripheren Gefäßwiderstand zustandekommt. Bis vor kurzem noch war die Anwendung von Vasodilatoren wegen einer gleichzeitigen Aktivierung kompensatorischer kardiostimulierender sympathischer Reflexe begrenzt. Zusätzlich kam es zu einer erhöhten Reninfreisetzung mit der Folge einer erhöhten Flüssigkeitsretention. Durch die Hinzufügung von adrenergem Blocker und Diuretikum zum Vasodilator konnten höhere Dosierungen des Vasodilators bei weniger Nebenwirkungen und größerer Potenz verabreicht werden. Zum gegenwärtigen Zeitpunkt ist die Kombination eines Vasodilators mit einem adrenergen Blocker und einem Diuretikum die bevorzugte Behandlungsart bei mittelschwerer Hypertonie. Beispiele einiger gebräuchlicher Kombinationspräparate finden sich in der Tabelle 3.7.

Dihydralazin

Von den verschiedenen Phthalazinderivaten mit hypotensiver Wirkung ist das Dihydralazin das am meisten verwendete. Es wird in der Regel – auch entsprechend der Deutschen Liga zur Bekämpfung des hohen Blutdrucks – erst eingesetzt, wenn die Therapie mit Basismaßnahmen (sog. nicht-pharmakologische Intervention) sowie Pharmakotherapie mit Diuretika und Betablocker nicht zu einer Blutdrucknormalisierung geführt hat. Dieses Medikament wirkt hauptsächlich über eine Relaxation der glatten Muskelzellen in den Wänden der peripheren Arteriolen, wodurch vornehmlich die Widerstands- und weniger die Kapazitätsgefäße beeinflußt werden. Dies führt zu einer Verminderung des peripheren Gefäßwiderstandes und damit zu einer Abnahme des Blutdrucks. Die Wirkung dieses Medikaments ist aber nicht in allen Gefäßbetten gleich: Die Durchblutung im Splanchnikusgebiet, den Koronarien und den zerebralen und renalen Gefäßen ist vermehrt, während sie in der Skelettmuskulatur und in den Hautgefäßen unverändert bleibt. Gleichzeitig mit der Dilation der peripheren Gefäße kommt es zu einer erhöhten Herzfrequenz, einer Zunahme des Schlag- und Herzminutenvolumens und damit auch zu einem erhöhten myokardialen Sau-

Tabelle 3.7 Fixe Kombinationspräparate für die Hochdrucktherapie

A) *Zweifachkombinationen*

1) Zwei Diuretika	*2) Diuretikum + β-Blocker*
Aldactone®50-Saltucin	Antra®
Diucomb®	Beloc® Comp.
Dityde® H	Betasemid®
Esiteren®	Dociretic®
Moduretik®	Sali-Prent®
Sali-Aldopur®	Solgeretic®
Spironothiazid®	Sotaziden®
Tri.-Thiazid Stada®	Teneretic®
Triamthiazid® Henning	Torrat®
	Trasitensin®
	Viskaldix®

B) *Dreifachbombinationen*

1) Diuretikum + β-Blocker + Triamteren
Betathiazid®
Cardiotensin®
Dociteren®

2) Diuretikum + β-Blocker + Amilorid
Moducrin®

3) Diuretikum + β-Blocker + Vasodilatator
Docidrazin®
Treloc®
Trepress®
Tri-Torrat®

C) *Vierfachkombinationen*

1) Diuretikum + β-Blocker + Vasodilatator + Triamteren
Pertenso®

erstoffverbrauch. Die meisten dieser Reaktionen spiegeln eine rezeptorinduzierte vermehrte Reflexaktivität des sympathischen Nervensystems wider, obwohl auch eine direkte Wirkung auf das Zentralnervensystem möglich ist. Trotz der Tatsache, daß bei einer längeren Behandlungsdauer eine gewisse Toleranz gegenüber diesen Symptomen auftritt, können sie die Verwendung von Dihydralazin alleine oder in Kombination mit einem Diuretikum einschränken.

Dihydralazin wird gut aus dem Gastrointestinaltrakt absorbiert und erreicht eine maximale Plasmakonzentration nach etwa 1 h. Die Plasmahalbwertszeit beträgt 2–3 h, aber die Wirkung kann bis zu 24 h anhalten, wobei die Substanz möglicherweise auch noch länger in den Wänden der glatten Muskulatur verbleibt. Ein Teil der Substanz wird vor seiner Ausscheidung azetyliert. Es konnte gezeigt werden, daß bei Patienten, die nach Gabe von Hydralazin ein lupusähnliches Syndrom entwickeln, die Azetylierungsrate geringer ist und sie infolgedessen dem Medikament länger ausgesetzt sind. Bei Patienten mit einer eingeschränkten Nierenfunktion ist die Plasmahalbwertszeit sehr häufig verlängert, höchstwahrscheinlich aufgrund der verminderten renalen Clearance und der verzögerten Verstoffwechselung. Die Metaboliten selbst sind wahrscheinlich auch an der verlängerten hypotensiven Wirkung beteiligt.

Unabängig davon, ob die Substanz alleine oder in Kombination mit anderen Medikamenten gegeben wird, liegt die Dosierung von Dihydralazin bei 25 mg 2 mal täglich (die 3–4 mal tägliche Gabe ist nicht erforderlich). Die Maximaldosis sollte 75–150 mg/Tag nicht überschreiten, da größere Mengen zu dem bereits erwähnten lupusähnlichen Syndrom führen oder in etwa 10% der Fälle einen systemischen Lupus erythematodes aktivieren können. Obwohl diese Nebenwirkung nach Absetzen des Medikamentes reversibel ist, wird empfohlen, Patienten mit langsamer Azetylierung Dosierungen von 25 oder auch nur 12,5 mg/Tag zu geben. Die mittlere Blutdrucksenkung durch 25 mg Dihydralazin/Tag in Kombination mit einem Thiazid ist nur mäßig. Wird aber Reserpin (0,25 mg) hinzugefügt, kommt es unter der Dreierkombination zu einer wesentlich besseren Blutdrucksenkung. Außerdem werden die nachteiligen kardialen Nebenwirkungen von Dihydralazin durch die adrenerg blockierende Wirkung von Reserpin weitgehend neutralisiert.

Die Kombination des Betablockers Propranolol mit Dihydralazin ist ebenfalls möglich. Die Ergebnisse sind aber nicht wesentlich besser, als wenn Diuretika mit Methyldopa oder sogar mit Guanethidin kombiniert werden. Dennoch ist die Kombination von adrenergen Blockern mit peripheren Vasodilatoren, wie z. B. Dihydralazin, sinnvoll, da die erhöhten Plasmareninwerte, höchstwahrscheinlich über eine Reflexstimulation des sympathischen Nervensystems entstanden, durch den adrenergen Blocker unterdrückt werden. Ein weiterer Grund, warum eine Kombination von Vasodilatoren mit Betablockern sinnvoll ist, ist die Abnahme des Schlagvolumens durch den Betablocker, die in diesem Fall eine erwünschte Nebenwirkung ist.

Bei den meisten Patienten, die Dihydralazin alleine bekommen, kann es vorübergehend zu Kopfschmerzen, Schweißausbrüchen und Reflextachykardie kommen. Wichtiger sind aber die bereits erwähnten toxischen Nebenwirkungen des Lupussyndroms. Langjährige Beobachtungen mit Dihydralazin haben gezeigt, daß 12–15% aller Patienten toxische Reaktionen im Sinne einer Serumerkrankung entwickelten. Da diese Symptome ausnahmslos nach Absetzen des Medikamentes verschwanden, muß angenommen werden, daß sich die späte toxische Nebenwirkung nur bei den Patienten findet, die das Medikament langsam inaktivieren. Die Remission der Symptome tritt häufiger bei Patienten mit schwerer Form des Hochdrucks auf. Andere, seltenere Nebenwirkungen sind Anorexie, Übelkeit, Erbrechen, Diarrhoe und noch seltener Parästhesien, Tremor und Muskelkrämpfe. Das Medikament sollte bei Patienten mit koronarer Herzerkrankung nur mit Vorsicht gegeben und bei Patienten mit Aortenaneurysma oder kürzlich überstandener zerebraler Hämorrhagie gänzlich vermieden werden, da es zu einer vermehrten Herzauswurfleistung und damit zu einer erhöhten zerebralen Durchblutung führt. Große Vorsicht ist geboten, wenn Dihydralazin zusammen mit parenteral verabfolgtem Diazoxid gegeben werden soll, da diese Kombination zu einer erheblichen Hypotonie führen kann.

Minoxidil
Weite Erfahrung mit diesem Medikament hat gezeigt, daß es sich um einen potenten, langwirkenden Vasodilator handelt. Wird die Substanz alleine verabfolgt, kann sie zu erheblichen Nebenwirkungen, wie Natriumretention, Gewichtszunahme, Tachykardie und Hirsutismus führen, so daß immer eine Kombination mit einem Diuretikum und einem Betablocker indiziert ist. Minoxidil ist erst seit kurzem im Handel erhältlich.

Nitroprussid und Diazoxid
Diese Medikamente sollten der akuten Blutdrucksenkung in der hypertensiven Krise vorbehalten bleiben (siehe dort).

Convertingenzyminhibitoren

Eine neuere Art der Hochdruckbehandlung ergab sich aus der Möglichkeit, die Konzentration von zirkulierendem und möglicherweise auch gewebsgebundenem Angiotensin II zu beeinflussen, eines der wichtigsten vasokonstriktorischen Substanzen. Mit den oral wirksamen Convertingenzyminhibitoren, die die Umwandlung von Angiotensin I in Angiotensin II blockieren, ist die reninabhängige und reninunabhängige schwere Form des Hochdrucks zu beeinflussen. Der Convertingenzyminhibitor Captopril (Lopirin, Tensobon) hat eine starke antihypertensive Wirkung, die hauptsächlich auf eine Abnahme des peripheren Gefäßwiderstandes zurückzuführen ist. Captopril kann in Dosen von 25 bis maximal 150 mg/Tag verabfolgt werden, wobei die hohe Dosierung mit einer zu starken Nebenwirkungsrate einhergeht. Kombiniert mit einem Diuretikum wird die antihypertensive Wirkung deutlich verstärkt. Mögliche, meist reversible Nebenwirkungen sind eine orthostatische Reaktion, Hauterscheinungen, Geschmacksverlust, Proteinurie (möglicherweise mit nephritisähnlichen Symptomen) und Knochenmarksdepression (s. u.). Ein anderer Convertingenzyminhibitor, Enalapril, befindet sich kurz vor der Einführung und soll Berichten zufolge weniger Nebenwirkungen aufweisen.

Die Hemmung des Angiotensin-Convertingenzyms mit Captopril stellt insgesamt ein neues pathophysiologisches Behandlungsprinzip für die meisten Hypertonieformen mit Ausnahme des primären Aldosteronismus dar. Der blutdrucksenkende Effekt kommt ausschließlich über eine Reduktion des gesamten peripheren Widerstandes zustande. Das Herzminutenvolumen und die Herzfrequenz bleiben unverändert, während die periphere Durchblutung eher zunimmt. Unter körperlicher Belastung steigt der diastolische Blutdruck nicht an. Captopril ist ein direkter Vasodilator, der keine unmittelbare Wirkung auf das sympathische Nervensystem ausübt und nicht mit einer Rezeptoraktivierung irgendeines der bisher untersuchten Agonisten interferiert. Diese Besonderheiten erklären das praktisch vollständige Fehlen von subjektiven Nebenwirkungen und lassen das Arzneimittel unter Berücksichtigung seiner hämodynamischen Eigenschaften als fast ideales Antihypertensivum erscheinen, wenn man von den bereits weiter oben erwähnten Nebenwirkungen absieht.

Der antihypertensiven Wirkung von Captopril scheint im wesentlichen eine verminderte Bildung des vasokonstriktorischen und blutdrucksteigernden Angiotensin II zugrunde zu liegen. Gleichzeitig könnte aber auch eine Akkumulation endogener Kinine und Prostaglandine eine Rolle spielen. Eine weitere Besonderheit dieser Substanz besteht darin, daß sie aufgrund ihrer das Angiotensin II supprimierenden Wirkung auch die Bildung des natrium- und wasserretinierenden Hormons Aldosteron reduziert. Dieser Effekt ist wichtig, da bei der Anwendung von anderen Antihypertensiva, insbesondere von direkten Vasodilatoren und gelegentlich auch von Diuretika, vermehrt Aldosteron gebildet wird und daraus eine gesteigerte Natrium- und Wasserretention mit Zunahme des extrazellulären Flüssigkeitsvolumens resultiert und insofern der blutdrucksenkende Effekt des betreffenden Antihypertensivums abgeschwächt bzw. in Extremfällen aufgehoben werden kann. Die verminderte Bildung von Aldosteron unter Captopril erklärt auch, warum bislang ein Nachlassen des antihypertensiven Effekts (Tachyphylaxie) nicht beobachtet wurde. Unter alleiniger Therapie mit Captopril kommt es in etwa 40% aller Fälle mit mittelschwerer bis schwerer Hypertonie zu einer Blutdrucknormalisierung. Durch die Kombination mit einem Diuretikum kann die antihypertensive Wirksamkeit auf 80% der Fälle gesteigert werden. Ein Nachlassen des antihypertensiven Effektes, auch bei kombinierter Gabe mit einem Diuretikum, ist bei Langzeitbeobachtungen nicht festgestellt worden.

Eine weitere Besonderheit der Substanz liegt darin, daß Captopril bei Herzinsuffizienz zu einer Abnahme der Vor- und Nachlast im Rahmen der Vasodilation führt. Die Steigerung des Herzminutenvolumens beruht nicht, wie bei direkten Vasodilatoren, auf einer Herzfrequenzerhöhung (Dihydralazin), sondern ist ausschließlich die Folge einer Zunahme des Schlagvolumens. Captopril führt auch nicht zu einer reflektorischen Tachykardie bzw. einer Natrium- und Wasserretention.

Die Substanz ist weltweit bei Patienten mit Hochdruck unterschiedlichen Schweregrades angewendet worden. Vorliegende Daten über kurz- und langfristige Behandlungsperioden erlauben einer Beurteilung der therapeutischen Wirksamkeit und der Sicherheit des Medikaments. Es hat sich gezeigt, daß Captopril mit einer täglichen Dosierung von deutlich unter 100 mg in den meisten Fällen eine effektive Blutdrucksenkung ermöglicht und nach Zugabe eines Diuretikums eine Normalisierung zu erreichen ist. Insbesondere bei mittelschwerer Hypertonie kann mit 25 mg Captopril 3 mal täglich oder maximal 50 mg 2 mal täglich eine antihypertensive Wirkung erzielt werden. Da die Dosiswirkungskurve flach verläuft, empfiehlt es sich, bei ungenügendem antihypertensivem Effekt statt einer Steigerung der Tagesdosis ein Diuretikum hinzuzugeben. Die subjektive Verträglichkeit der Substanz hat sich bislang als sehr gut erwiesen. Zu den wichtigsten und typischsten Nebenwirkungen, die in der Regel reversibel sind, gehören Hautrötung (4–6%), Verlust der Geschmacksempfindung (3,1%), Leukopenie (0,02%), und Proteinurie (0,1%). Insgesamt sind diese Nebenwirkungen aber selten und lassen sich in der Regel nur bei hohen Dosierungen von über 150 mg Captopril/Tag (daher werden neuerdings geringere Dosierungen empfohlen), schweren Formen der Hypertonie (diastolischer Blutdruck ständig über 110 mm Hg), eingeschränkter Nierenfunktion (Kreatininwerte deutlich über 1,5 mg %), immunologischen Begleiterkrankungen oder gleichzeitig vorgenommener immunosuppressiver bzw. zytostatischer Therapie nachweisen. Darüberhinaus führt die Therapie mit Captopril auch auf die Dauer zu keinen Veränderungen der Leber- und Fettwerte, der Serumharnsäure- und Elektrolytkonzentrationen sowie des Blutzuckers. Auch in Kombination mit Diuretika treten die typischen biochemischen Veränderungen, wie Zunahme der Harnsäure- und Fettwerte sowie Abnahme der Kaliumkonzentration im Serum, nicht auf.

Kalziumantagonisten

Auf den antihypertensiven Effekt von Kalziumantagonisten wurde bereits 1968 hingewiesen, als es nach i.v. Gaben von Verapamil bei essentiellem und renalem Hochdruck zu erheblichen Blutdrucksenkungen kam. In der Folgezeit wurde wiederholt über eine blutdrucksenkende Wirkung parenteraler und oraler Dosen von Verapamil, Nifedipin und Diltiazem berichtet.
Die Wirksamkeit und Verträglichkeit der oralen antihypertensiven Langzeitbehandlung mit einem der drei genannten Kalziumantagonisten ist erst in den letzten Jahren systematisch untersucht worden. Die anfänglich wegen der zu geringen Erfahrung gehegten Befürch-

tungen schwerwiegender Nebenwirkungen haben sich bei Beachtung der spezifischen Kontraindikationen als unbegründet erwiesen. Daher findet der Einsatz der Kalziumantagonisten zur Behandlung des Hochdrucks eine immer größere Verbreitung.

Verapamil, Nifedipin und Diltiazem senken dosisabhängig den arteriellen Mitteldruck und den diastolischen Blutdruck. Der Einfluß auf den systolischen Blutdruck dagegen ist weniger ausgeprägt. Das Ausmaß der Blutdrucksenkung hängt ab vom Ausgangsdruck, d. h. je höher der Ausgangsdruck, desto stärker die antihypertensive Wirkung. Normotoniker zeigen kaum eine Reaktion auf die Medikation. Die Senkung des Blutdrucks erfolgt in Ruhe und unter ergometrischen Belastungsbedingungen, wobei die Belastbarkeit unter der Medikation zunimmt.

In Untersuchungen an Patienten mit obstruktiven Atemwegserkrankungen und Hypertonie wurden neben einer stabilen Blutdrucksenkung keine ungünstigen Auswirkungen auf das Bronchialasthma beobachtet. Vielmehr ließ der zusätzliche bronchodilatorische Effekt die Kalziumantagonisten bei Patienten mit chronischem Asthma als Antihypertensivum der 1. Wahl erscheinen. Auch unter Langzeittherapie zeigte sich bis jetzt kein negativer Einfluß auf Serum-Triglyzeride und Gesamtcholesterin; die Beeinflussung dieser Meßgröße unter Diuretika findet sich in Tabelle 3.8, ähnliche Veränderungen wurden für einige Betablocker beschrieben. Als besonders geeignet erweisen sich Kalziumantagonisten in der Behandlung der Hypertonie bei gleichzeitig bestehender koronarer Herzerkrankung und bei angiospastischen und anderen Anginaformen in jedem Alter, da subjektive und objektive Symptome eine Besserung erfahren. Diltiazem, Nifedipin und Verapamil zeigen zudem positive Wirkungen bei Hy-

Tabelle 3.8 Fettstoffwechselstörungen unter Diuretika

Diuretikatyp	Art der Stoffwechselstörung
Thiazide (Chlortalidon, Hydrochlorothiazid)	Serum-Cholesterin ↑ Serum-Triglyzeride ↑ Serum-Beta-Lipoproteine ↑ Serum-LDL-Cholesterin ↑ Serum-VDDL-Cholesterin ↑
Schleifendiuretika (Furosemid)	Serum-Beta-Lipoproteine ↑

pertonie und tachykarden Rhythmusstörungen. Die sehr oft beim Hypertoniker anzutreffenden vasospastischen peripheren Durchblutungsstörungen werden durch Kalziumantagonisten nicht aggraviert (wie z. B. unter Gabe von Betablockern), sondern eher günstig beeinflußt.

Aufgrund der vorliegenden klinischen und hämodynamischen Untersuchungen überraschen die Ergebnisse nicht, da sie pathophysio-

Tabelle 3.9. Indikationen und Kontraindikationen von Kalziumantagonisten bei Hypertonie ohne und mit verschiedenen Begleiterkrankungen (+ zutreffend, − nicht zutreffend)

Indikationen	Verapamil	Nifedipin	Diltiazem
Hypertonie und	+	+	+
Koronare Herzerkrankung	+	+	+
Vasospastische Angina	+	+	+
Zustand nach Herzinfarkt	+	+	+
Hypertonie			
mit obstruktiven Atemwegserkrankungen	+	+	+
mit tachykarden Rhythmusstörungen	+	−	+
mit peripheren vasospastischen Durchblutungsstörungen	+	+	+
mit Leistungsminderung (z. B. unter Therapie mit Beta-Blockern)	+	+	+
mit zerebralen Durchblutungsstörungen[a])	(+)	(+)	(+)
und Unverträglichkeit gegenüber anderen Antihypertensiva	+	+	+
Kontraindikationen			
Schwangerschaft und Stillzeit	+	+	+
Kardiogener Schock	+	+ rel.	+
manifeste Herzinsuffizienz	+	+ rel.	+
Sinusknotensyndrom	+	−	+
Überleitungsstörungen	+	−	+
SA- oder AV-Block-II. und III. Grades	+	−	+
starke Bradykardie	+	−	+
Tachykarde Rhythmusstörungen	−	+ rel.	−
Hyperkinetisches Herzsyndrom	−	+ rel.	−

[a] noch im Stadium der klinischen Erprobung

logisch ableitbar sind. Die wenigen, bisher vorhandenen Vergleichsuntersuchungen der Kalziumantagonisten erlauben noch keine definitive Abgrenzung. In den verabreichten Dosen erscheint die antihypertensive Wirkung von Diltiazem, Verapamil und Nifedipin äquivalent. Ein genauer quantitativer Vergleich wird erst nach sorgfältig durchgeführten, reproduzierbaren Vergleichsstudien möglich sein. Für den differenzierten Einsatz der Kalziumantagonisten in der Behandlung der essentiellen und renalen Hypertonie treffen nach bisherigen Erfahrungen die in der Tabelle 3.9 aufgeführten Zusatzindikationen und Kontraindikationen zu.

3.6 Die hypertensive Krise

Bei der malignen Hypertonie und beim hypertensiven Notfall (Tabelle 3.10) mit Enzephalopathie handelt es sich um zwei pathophysiologisch unterschiedliche Vorgänge.

Die maligne Hypertonie zeichnet sich aus durch einen ständig erhöhten Blutdruck mit diastolischen Werten zwischen 120 und 130 mm Hg bei charakteristischem Augenhintergrundsbefund (Fundus hypertonicus Stadium III–IV), Hinweise für eine rasch progrediente Nierenfunktionseinschränkung und eine allgemeine Verschlechterung des Gesamtzustandes des Patienten, sofern eine effektive Therapie nicht rechtzeitig erfolgt. Bei inadäquater Behandlung kommt es zu vermindertem Sehvermögen infolge einer Retinopathie und einer rasch eintretenden Funktionsverminderung der Niere im Sinne einer malignen Nephrosklerose; hierbei ist der renale Plasmafluß stärker eingeschränkt als die glomeruläre Filtrations-

Tabelle 3.10. Vorkommen der hypertensiven Notfallsituation

Bei
1. *Maligner Hypertonie*
2. *Hypertensiver Krise* mit Enzephalopathie
3. Als Begleitsymptomatik bei akuter oder chronischer Glomerulonephritis
4. Phäochromozytom
5. Akutem Absetzen von Clonidin

rate bei deutlich reduzierter Konzentrationsfähigkeit. Erfolgt keine Behandlung, kommt es rasch zu einer Verminderung der Nierenfunktion mit Anstieg harnpflichtiger Substanzen und Übergang in Urämie bei fast der Hälfte der Fälle; hinzu kommen eine mäßiggradige Proteinurie (unter 5 g pro 24 Std.), ein uncharakteristischer Harnsedimentsbefund und regelmäßig eine Erythrozyturie. Eine genaue Diagnose ist nur bioptisch zu stellen.

Bei der malignen Hypertonie ist die Aktivitätslage des Renin-Angiotensin-Aldosteron-Systems immer erhöht, bei gleichzeitiger Hypokaliämie und häufig feststellbarer Erniedrigung des Serum-Natriums, möglicherweise als Folge eines verminderten Herzminutenvolumens.

Die hypertensive Notfallsituation ist charakterisiert durch eine plötzlich auftretende deutliche Steigerung sowohl des diastolischen wie auch des systolischen Blutdrucks bei gleichzeitiger zentralnervöser Symptomatik im Sinne einer Hochdruckenzephalopathie als Folge eines Hirnödems. Regelmäßig treten Tachykardien, Schweißausbrüche, Kopfschmerzen, Schwindel, Ohrensausen, Aphasien, Sehstörungen, Verwirrtheitszustände, Paresen, Bewußtseinstrübungen, Krämpfe und Angina-pectoris-Anfälle mit Atemnot auf (Tabelle 3.11).

Dieser Notfallsituation mit krisenhaftem Anstieg des Blutdrucks kann eine essentielle meist maligne Hypertonie zugrundeliegen, aber auch alle Formen der sekundären Hochdruck-Erkrankung wie Phäochromozytom, Schwangerschaftstoxikosen, akute Nierenentzündungen und akutes Nierenversagen. Seltener kommt es nach Intoxikationen mit Thallium, Blei, Kohlenmonoxid, Nikotin oder nach schweren psychischen Belastungen zu krisenhaften Blutdruckanstiegen.

Tabelle 3.11. Gefahren der hypertensiven Notfallsituation

1. Zentralnervöse Komplikationen (Intrazerebrale Blutung, Subarachnoidalblutung)
2. Akutes Linksherzversagen mit Lungenödem
3. Akutes dissezierendes Aortenaneurysma
4. Postoperative Blutung bei (kardialen) gefäßchirurgischen Eingriffen

Die Mehrzahl der Hypertoniefälle kann durch oral verabfolgte Medikamente ausreichend beherrscht werden. Allerdings sind oft Wochen bis möglicherweise Monate notwendig, um eine zufriedenstellende Titration der notwendigen antihypertensiven Medikamente in bezug auf Blutdruckhöhe und Nebenwirkungsrate zu erreichen. Gelegentlich kommt es jedoch zu krisenhaften Anstiegen des Blutdrucks, die eine rasche Blutdrucksenkung unbedingt erfordern, um möglicherweise schwere und gelegentlich letale Ausgänge und Komplikationen zu verhindern.

Diese krisenhaften Blutdruckanstiege entstehen in verschiedenen klinischen Situationen.

Sie entwickeln sich selten bei zuvor normotensiven Patienten mit gleichzeitig bestehender akuter Glomerulonephritis, Eklampsie, Kollagenerkrankungen oder Schädel-Hirn-Trauma. Häufiger treten sie als Komplikation der akzelerierten oder unbehandelten Phase der schlecht eingestellten chronischen Hochdruckerkrankung verschiedener Ätiologie auf. Ihre Hauptcharakteristika sind eine nekrotisierende Arteriolitis, Spasmus der Arteriolen, Organschäden wie Herzversagen, Nierenversagen, Enzephalopathie oder Neuroretinitis. Phäochromozytome oder die Freisetzung von Gewebskatecholaminen durch verschiedene Medikamente oder Speisen bei Patienten, die mit Monoaminoxidaseinhibitoren behandelt wurden, führen ebenfalls zu abrupten Blutdruckanstiegen.

Auch eine Reihe anderer Zustände können als hypertensive Notfallsituation bezeichnet werden, nicht so sehr wegen der absoluten Höhe des Druckes, sondern wegen der Komplikationen, durch die sogar ein mäßiggradiger Anstieg des Blutdrucks schädlich wird; dazu gehören das akute dissezierende Aortenaneurysma, intrakranielle Blutungen und akutes Herzversagen (Tabelle 3.11).

Zwei Konzepte sind grundlegend für die Beherrschung der hypertensiven Notfallsituation:

a) Die sofortige und intensive Behandlung hat absoluten Vorrang vor zeitraubenden diagnostischen Maßnahmen; aufgrund der raschen Progredienz gefäßbedingter Erkrankungen hängt der Grad der Reversibilität der Komplikation von der Geschwindigkeit ab, mit der eine effektive Behandlung einsetzt.

b) Es sollten antihypertensive Medikamente gewählt werden, deren antihypertensive, hämodynamische und metabolische Wirkung rasch eintritt, um der Krisensituation zu begegnen. Infolgedessen sollten differential-therapeutische Überlegungen darüber entscheiden, welches Medikament in der jeweiligen Situation am günstigsten wirkt.

Pharmakologische und therapeutische Eigenschaften der gegenwärtig empfohlenen Medikamente sind der Tabelle 3.12 zu entnehmen. Diese Tabelle berücksichtigt außer den Indikationen auch die hämodynamischen Wirkungen und ihre Kontraindikationen, ebenso Antihypertensiva, die seit kurzem zur Behandlung der hypertensiven Krise Anwendung finden.

Tabelle 3.12. Therapeutische Empfehlungen bei hypertensiven Notfallsituationen

Freiname	Handels-name	Dosis (mg)		Zeitliches Wirkungsprofil				Wirkungs-mechanis-mus
		i.v.	i.m.	Inter-vall (h)	Ein-tritt	Kulmi-nation	Dauer	
1. Clonidin[a]	Catapresan	0,15–0,30 mg (langsam) oder Infusion	0,15–0,30	3–4	10–20 min	2–3 h	1–4 h	zentral
2. Dihydra-lazin[a]	Dihyzin Henning Nepresol	12,5–25 mg	10–15 mg	1–2	10–30 min	20–40 min	3–8 h	Direkte Arteriolendilation
3. Diazoxid[a]	Hyperto-nalum	100–600 mg (5 mg/kg) Bolus	–	4–5	3–5 min	2–3 h	4–18 h	Direkte Arteriolendilation
4. Urapidil	Ebrantil	20	–	–	1–3 min	3–5 min	2–3 h	Arteriolendilation
5. Dihydro-ergocor-min- bzw. cristin- bzw. α/β-er-gocristin-mesylat	Hydergin	5 ml[c]	–	–	10–20 min	20–30 min	60–120 min	Arteriolendilation
6. Nitro-prussid-Natrium[b]	Nipruss	0,03–0,5 mg/min	–	–	½–1 min	1–2 min	2–4 min	Direkte Dilation der Arteriolen und Venen
7. Kalzium-antago-nisten, z.B. Nifedipin	Adalat	10–20 sublingual!		–	5–10 min	20–30 min	60–120 min	Direkte Dilation der Arteriolen

Tabelle 3.12 (Fortsetzung; Fußnoten s. S. 156)

Hämodynamisches Profil				Relevante Nebenwirkungen	Antidot	Indikationen	Kontraindikationen oder besondere Vorsicht geboten
HF	HMV	TPR	Kontraktilität				
↓	↓	–	(↓)	Sedierung; kurzfristiger RR-Anstieg, cave: Rebound-Phänomen bei plötzlichem Absetzen	Tolazolin (Priscol)	Jede hypertensive Krise	Kongestives Herzversagen (wegen kurzfristigen initialen Blutdruckanstiegs)
↑	↑	↓	↑	Tachykardien, Aggravation von Angina pect., Kopfschmerzen, Erröten, Übelkeit, Flüssigkeitsretention		Maligne Hypertonie, akute hypertensive Enzephalopathie, postop. Phase, akutes Linksherzversagen	Akutes Linksherzversagen, akute Aortendissektion, Koronarinsuffizienz
↑	↑	↓	↑	Hyperglykämie, Übelkeit, Erbrechen, Tachykardie, Thoraxschmerz, Flüssigkeitsretention, Orthostase, extrapyramidale Symptome	Noradrenalin, Angiotensin	Maligne Hypertonie, akute hypertensive Enzephalopathie, postoperative Phase, akutes Linksherzversagen	Intrakranielle Blutung, Koronarinsuffizienz, akute Aortendissektion, Diabetes mellitus, postoperative Blutung
–	–	↓	–	gelegentlich Orthostase		Hypertensive Notfälle, bes. in der Anästhesie	
–	–	↓	–	–		Hypertensive Notfälle bes. in der Geriatrie	
↑	↓	↓	–	Thiozyanat-Intoxikation, Muskelschmerz, Erbrechen, Erregbarkeit	Natrium-Thiosulfat	Akute hypertensive Enzephalopathie, hypertensive Krise unter MAO-inhib. Therapie, akutes Linksherzversagen, intrakran. Blutung, postoperative Phase	Vorsicht vor selten auftretenden hypotensiven Reaktionen
↑	(↓)	↓↓	(↓)	Reflextachykardie, gelegentl. Auslösung von Angina-pectoris-Anfällen		Hypertens. Notfallsituation, bes. in der Praxis	

Addendum

I. Hypertoniedefinition in Anlehnung an die Weltgesundheitsorganisation (WHO):

normaler Blutdruck	unter 140/90 mm Hg
Grenzwerthypertonie:	zwischen 140/90 und 160/95 mm Hg
Hypertonie	160/95 mm Hg und darüber

II. Stadieneinteilung der essentiellen Hypertonie nach der WHO:

Stadium 1. Hoher Blutdruck ohne Anzeichen von Organveränderungen im kardiovaskulären System.

Stadium 2: Hoher Blutdruck mit kardiovaskulärer Hypertrophie, aber ohne andere Anzeichen von Organschäden.

Stadium 3: Hoher Blutdruck mit Anzeichen von Organschäden aufgrund der Hypertonie.

Literatur sowie eine ausführliche Darstellung der physiologischen und pathologischen Zusammenhänge finden sich in: Rosenthal J (Hrsg) Arterielle Hypertonie, Springer-Verlag Berlin, Heidelberg, New York, 2. Aufl. 1984

Fußnoten zu Tabelle 3.12

Abkürzungen und Symbole: HF = Herzfrequenz; HMV = Herzminutenvolumen; TPR = Totaler peripherer Gefäßwiderstand; MAO = Monoaminoxidase; ↓ = erniedrigt; ↑ = erhöht; − = unverändert

[a] empfehlenswert, Lasix zuzugeben

[b] nur als i.v.-Dauerinfusion und nur unter klinischen Bedingungen

[c] entspr. 1,65/1,65/1,1/0,55 mg

N.B. In Extremfällen kann zusätzlich die Durchführung einer Hämodialyse notwendig sein.

Sachverzeichnis

Arterielle Hypertonie

Ätiopathogenese Diagnostik Therapie

Herausgeber: **J. Rosenthal**

Mit Beiträgen zahlreicher Fachwissenschaftler

2., überarbeitete und erweiterte Auflage. 1984.
226 Abbildungen. Etwa 780 Seiten
Gebunden DM 96,–
ISBN 3-540-12394-6

In der 2., überarbeiteten und erweiterten Auflage werden neben den pathogenetischen, diagnostischen und therapeutischen Gesichtspunkten erstmals auch sozialmedizinische Fragen abgehandelt, herkömmliche und neueste diagnostische Maßnahmen kritisch dargestellt sowie Entwicklungen und Aspekte einer modernen Therapie der arteriellen Hypertonie von international anerkannten Fachwissenschaftlern vorgestellt. Somit vermittelt dieses Werk ein noch umfassenderes Bild der Problematik der Hpertonie. Damit wird das Buch zu einem unverzichtbaren Nachschlagewerk für alle, die sich mit der Hypertonie beschäftigen: für den in der Praxis oder in der Klinik tätigen Arzt und den klinisch interessierten Wissenschaftler wie auch für den Lernenden und den Lehrenden.

Aus den Besprechungen:

„... Das mit zahlreichen Abbildungen versehene Buch erfüllt sein Anliegen in vollem Maße und gibt in guter didaktischer Form den Wissensstand auf diesem Gebiet wieder. Für den Wissenschaftler gibt es Anregungen, für den Therapeuten Anleitung in Fülle, so daß es jeder Arzt mit großem Gewinn in die Hand nehmen wird."
Endokrinologie

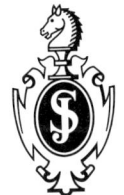

**Springer-Verlag
Berlin
Heidelberg
New York
Tokyo**

„... Der didaktisch gute Aufbau, die verständliche Darstellung sowie der zweispaltige Druck machen das Lesen zu einem reinen Vergnügen ... sollte jedem in Klinik und Praxis tätigen Arzt an die Hand gegeben werden."
Wiener Med. Wochenschrift

G.G. Belz, M. Stauch: **Notfall EKG-Fibel.** Mit
einem Beitrag von F.W. Ahnefeld. 3., überarbeitete
Auflage. 1982. 44 Abbildungen. VIII, 98 Seiten.
(Kliniktaschenbücher). DM 24,–.
ISBN 3-540-11800-4

W.-D. Bussmann: **Akute und chronische Herzinsuffizienz.** Pathologie, Klinik und Therapie. 1984.
207 Abbildungen, 11 Tabellen. Etwa 240 Seiten.
Gebunden DM 78,–. ISBN 3-540-13117-5

I.-W. Franz: **Ergometrie bei Hochdruck- und Koro-
narkranken in der täglichen Praxis.** 1984. 25 Abbildungen, 10 Tabellen. IX, 74 Seiten. DM 28,–.
ISBN 3-540-13066-7

Die Herzstation. Diagnostik, Überwachung,
Therapie, Rehabilitation, Organisation. Von
O. Bertel, F. Burkart, F. Follath, R. Ritz. 1983.
38 Abbildungen, 13 Tabellen. XIII, 213 Seiten.
(Kliniktaschenbücher). DM 29,80
ISBN 3-540-11614-1

J. Schmidt-Voigt: **Kardiologische Problem-
patienten.** Fallgruben für die Herz-Kreislauf-
Diagnostik in der Praxis 1984. 117 Abbildungen.
Etwa 150 Seiten. Gebunden DM 58,–.
ISBN 3-540-13265-1

B.E. Strauer: **Das Hochdruckherz.** Pathophysio-
logie – Diagnostik – Therapie. 2., neubearbeitete
und erweiterte Auflage. 1983. 79 Abbildungen,
66 Tabellen. VIII, 184 Seiten. Gebunden DM 58,–
ISBN 3-540-11447-5

Therapie mit Antihypertensiva. Herausgeber:
K. O. Stumpe. Unter Mitarbeit zahlreicher Fachwis-
senschaftler. 1983. 25 Abbildungen. X, 248 Seiten
Gebunden DM 52,–. ISBN 3-540-12362-8

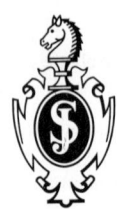

Springer-Verlag
Berlin
Heidelberg
New York
Tokyo